緒方洪庵記念財団・除痘館記念資料室撰集

小児を救った
種《しゅ》痘《とう》学《がく》入《にゅう》門《もん》

ジェンナーの贈り物

加藤四郎 編著

創元社

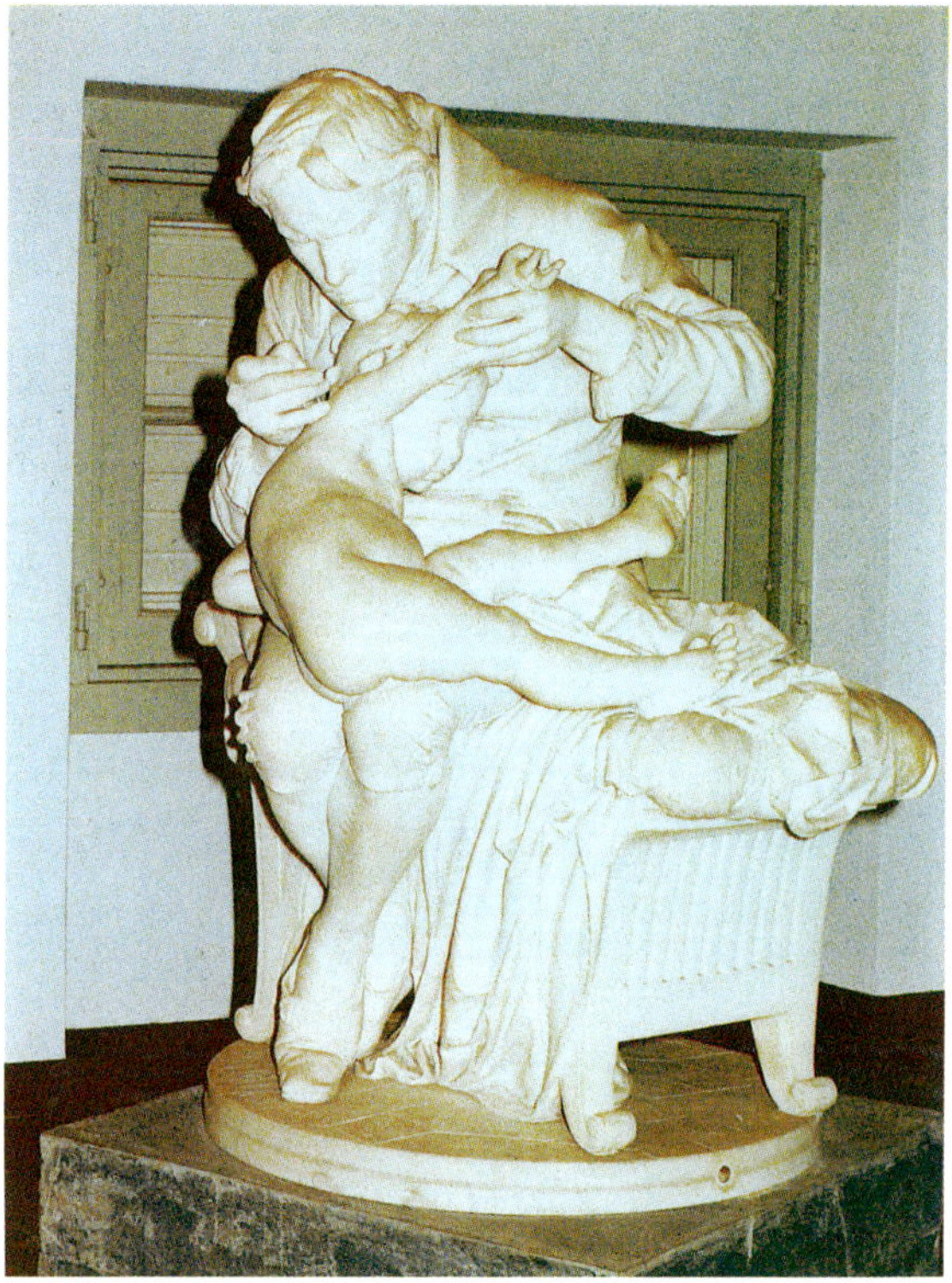

ジェンナーの大理石像

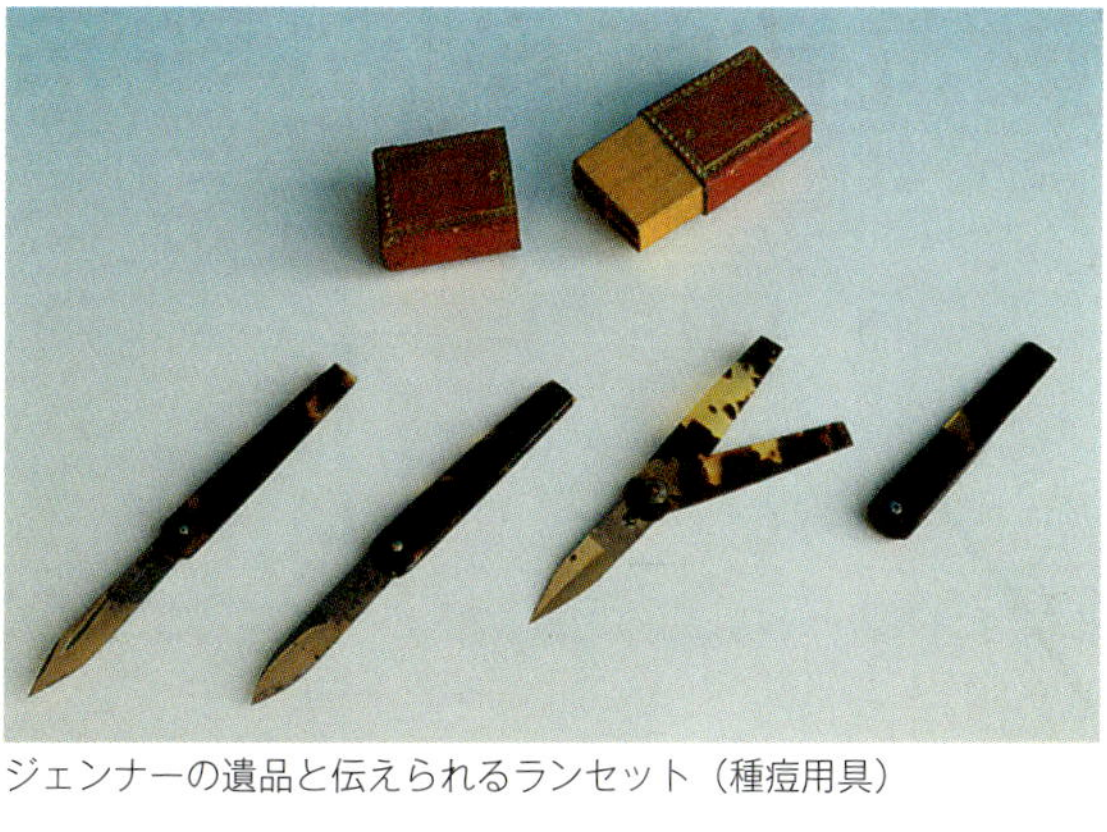

ジェンナーの遺品と伝えられるランセット（種痘用具）

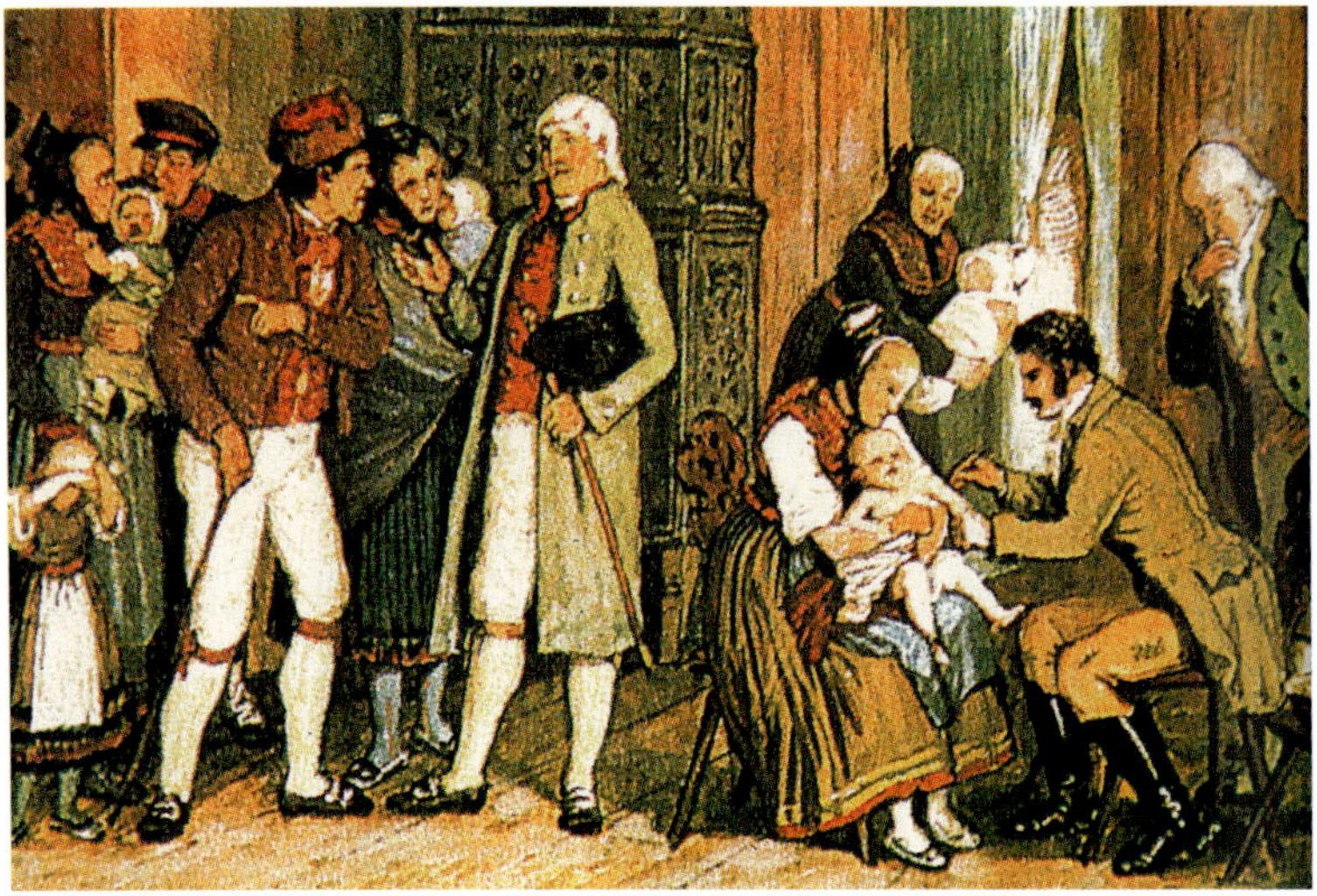

種痘をモチーフにした絵画

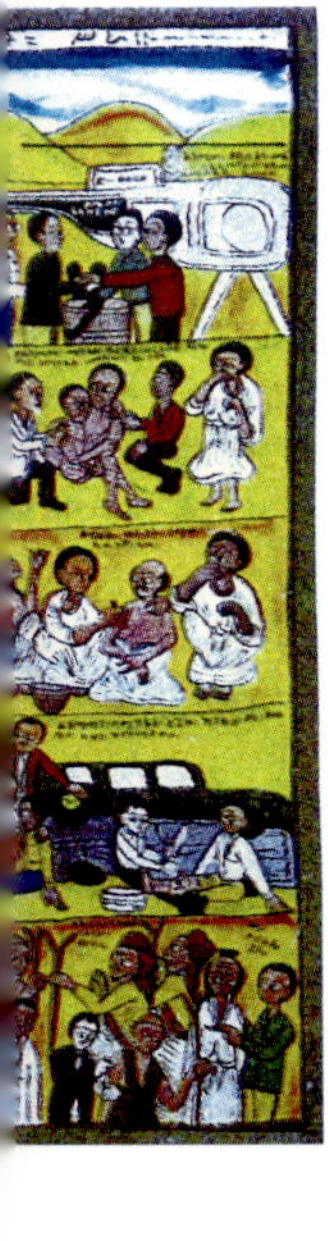

人類は天然痘《てんねんとう》と闘《たたか》い続けた

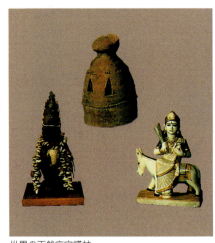

世界の天然痘守護神

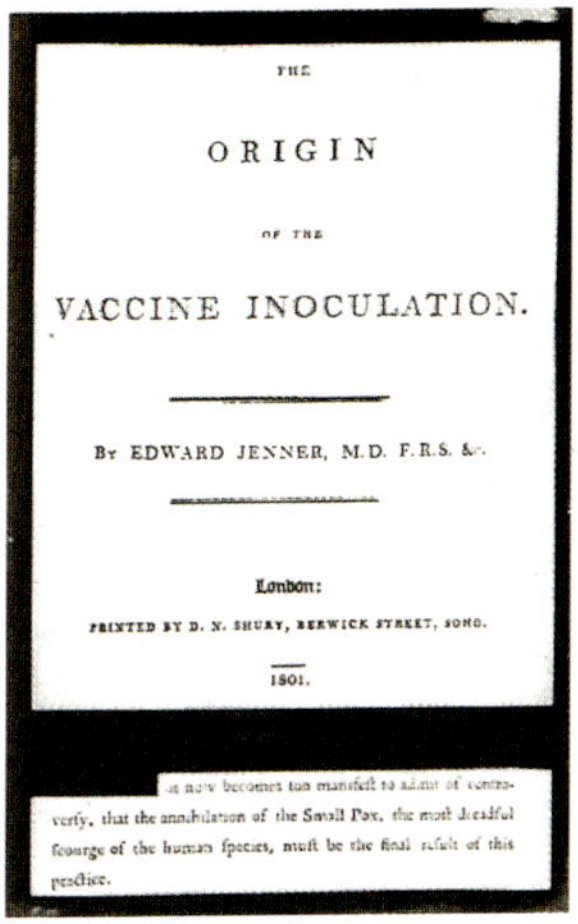

THE

ORIGIN

OF THE

VACCINE INOCULATION.

By EDWARD JENNER, M.D. F.R.S. &c.

London:

PRINTED BY D. N. SHURY, BERWICK STREET, SOHO.

1801.

it now becomes too manifeſt to admit of controverſy, that the annihilation of the Small Pox, the most dreadful ſcourge of the human ſpecies, muſt be the final reſult of this practice.

ジェンナーの1801年の論文（上）と、天然痘の根絶を予言した文章（下）

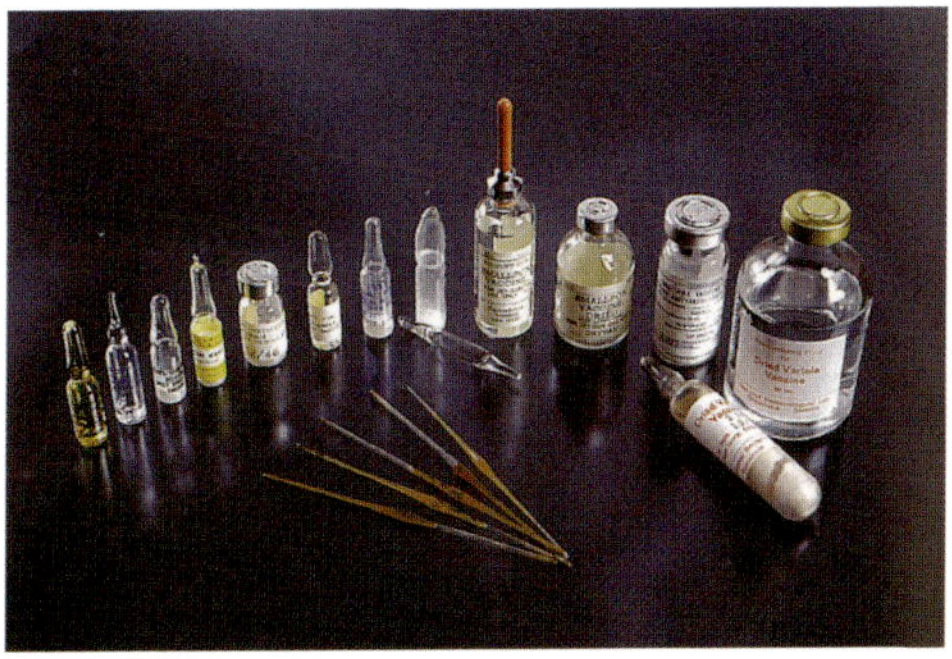

天然痘根絶に使用された各国のワクチン

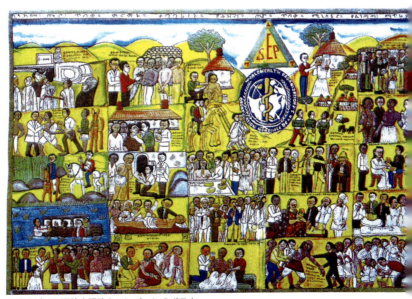

エチオピアの天然痘根絶キャンペーンのポスター

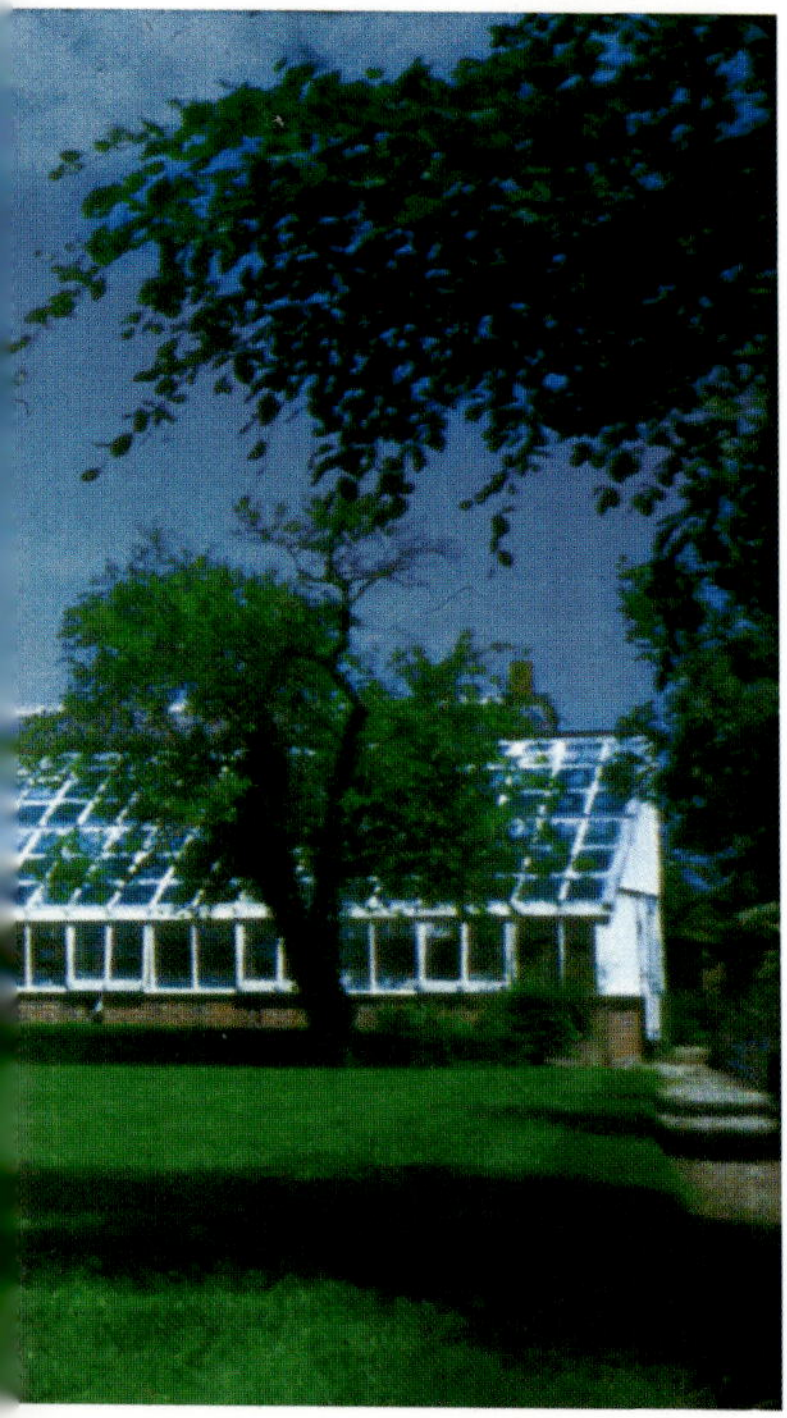

ジェンナーの生い立ち

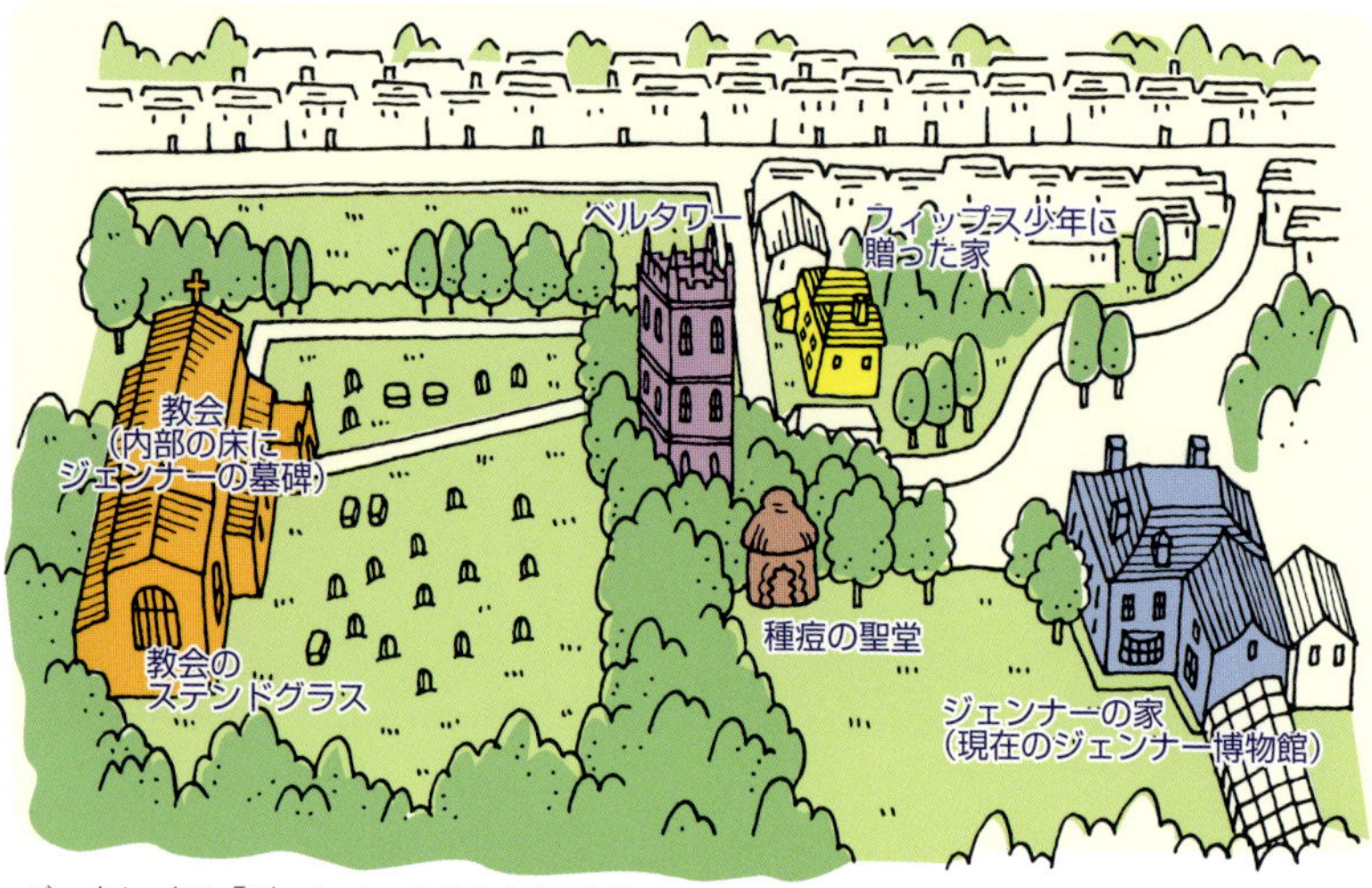

バークレイの「ジェンナーの家」周辺地図

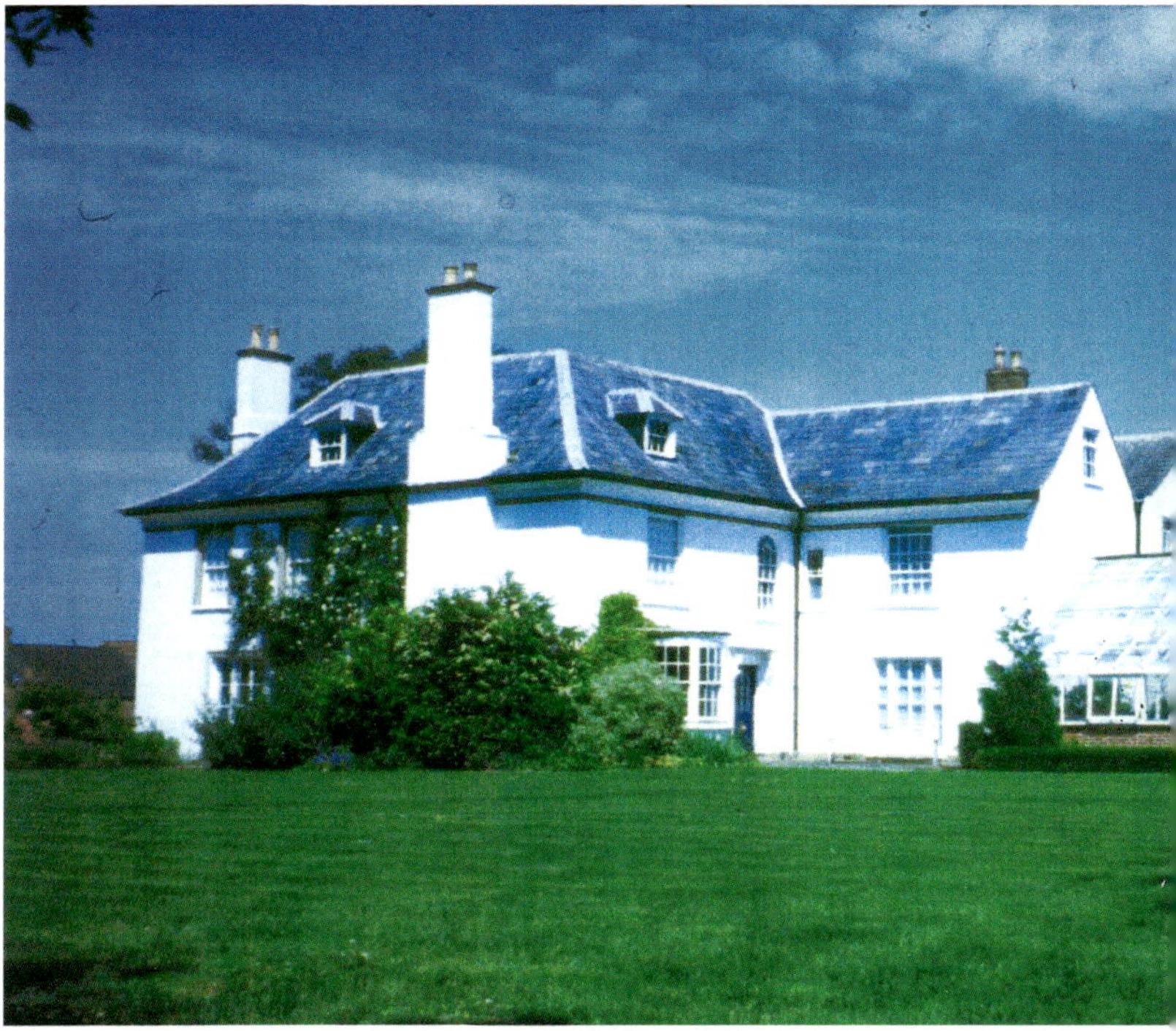

ジェンナーの家（改装されて新たにジェンナー博物館となっている）

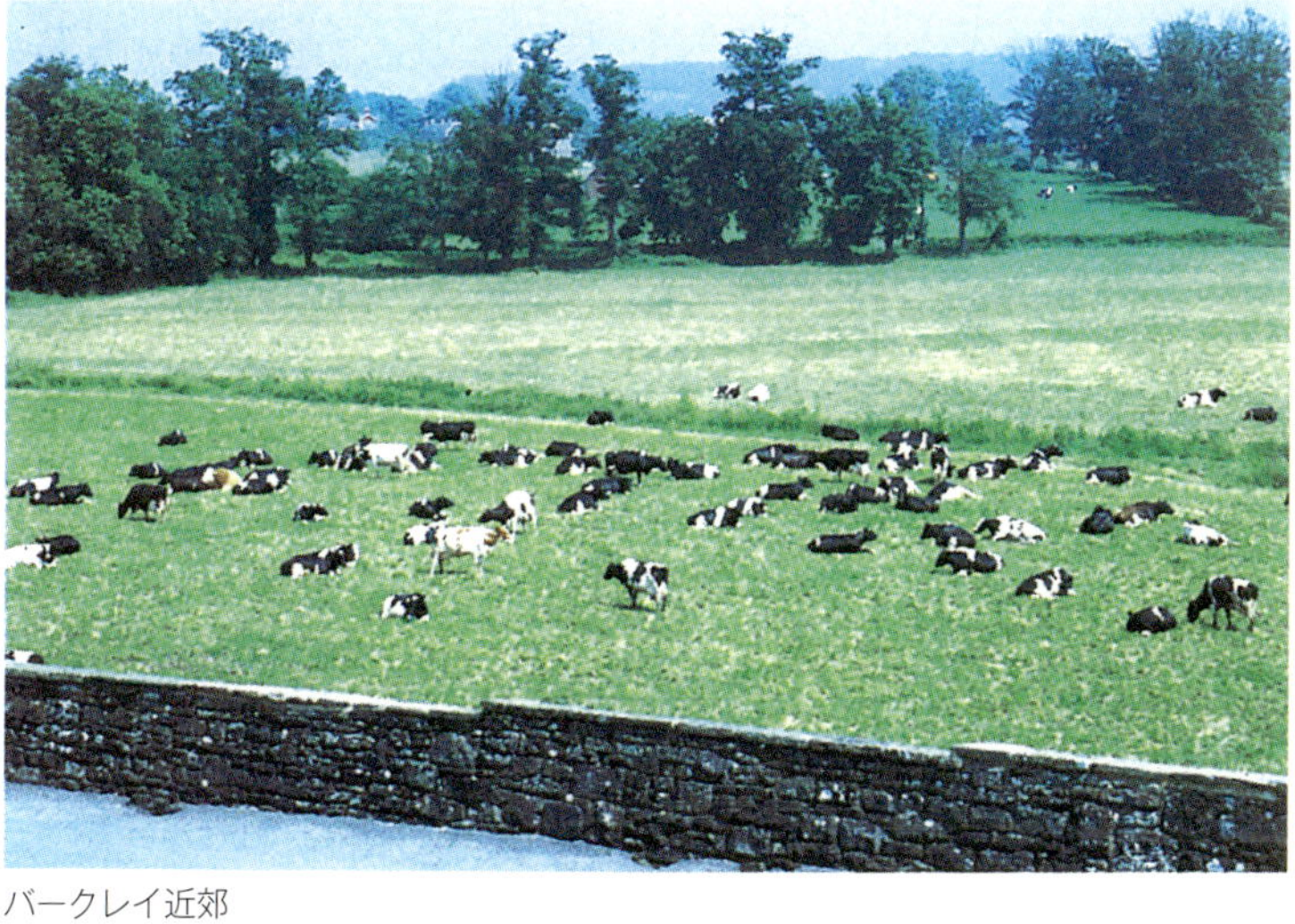

バークレイ近郊

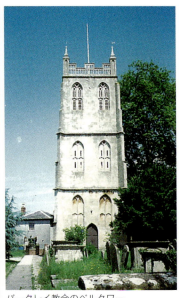

バークレイ教会のベルタワー

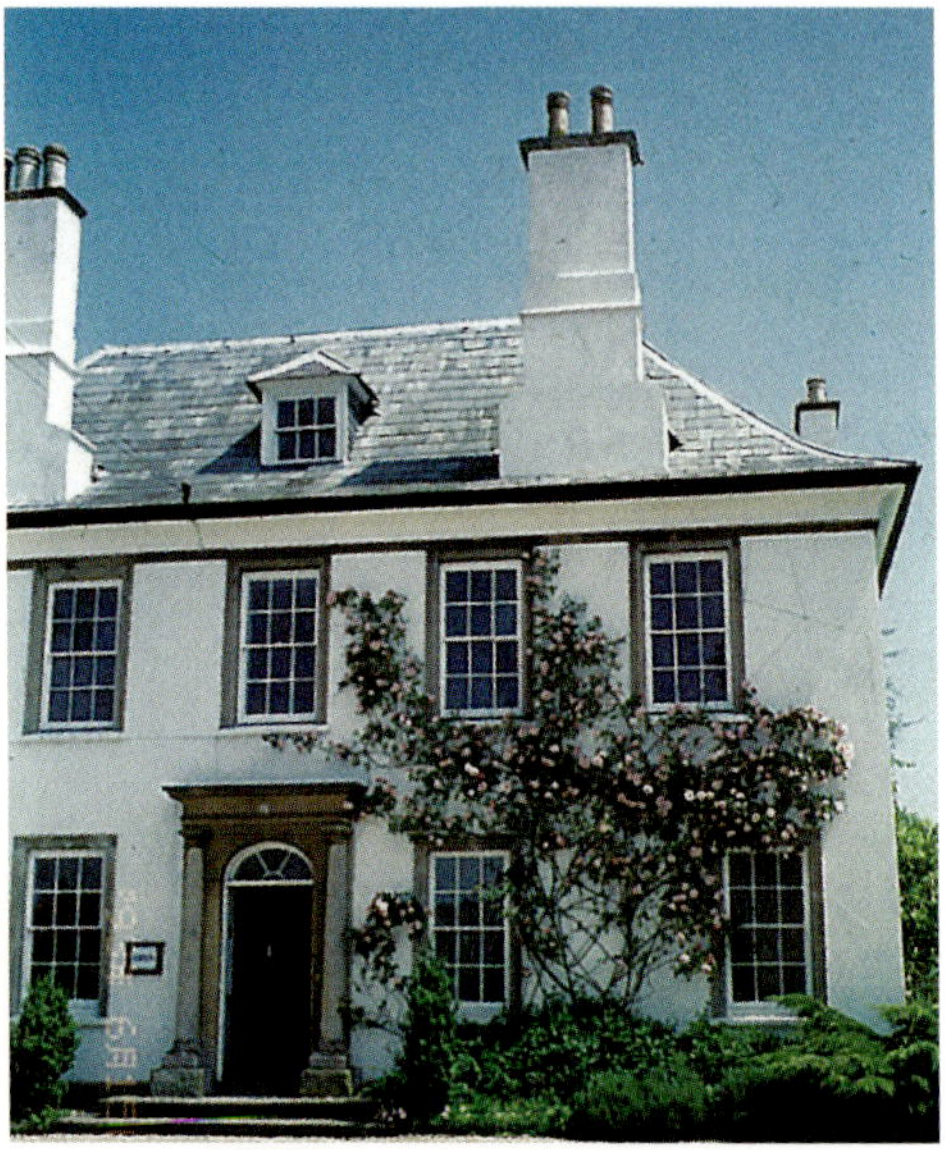

ジェンナー博物館の入り口

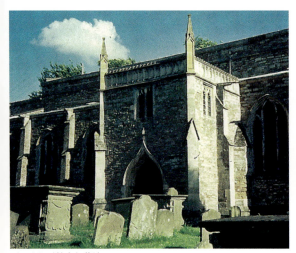

バークレイ教会と墓地

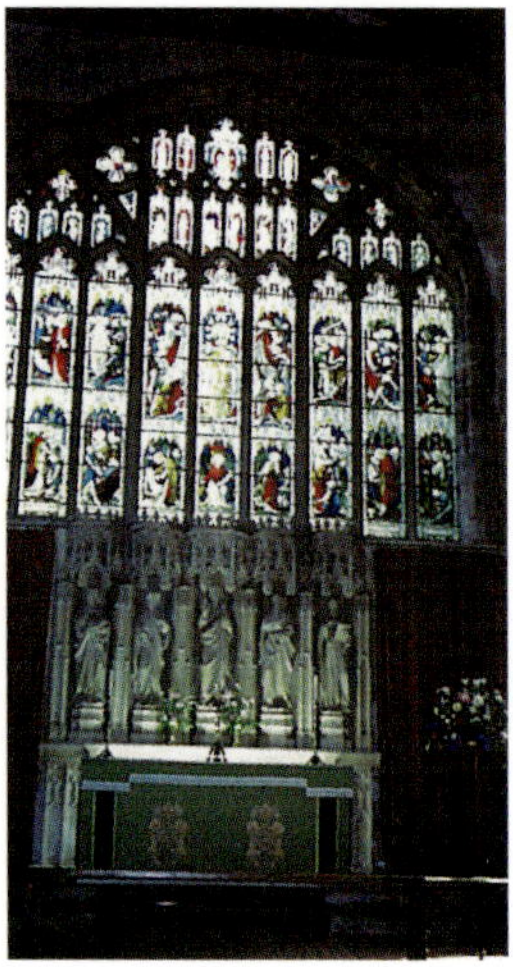

バークレイ教会の
ステンドグラスと祭壇

日本での天然《てんねん》痘《とう》対策《たいさく》

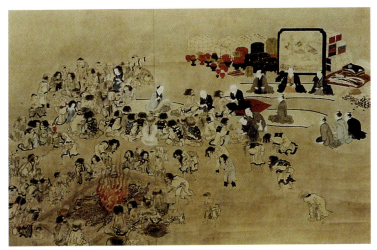

桑田立斎蝦夷種痘図

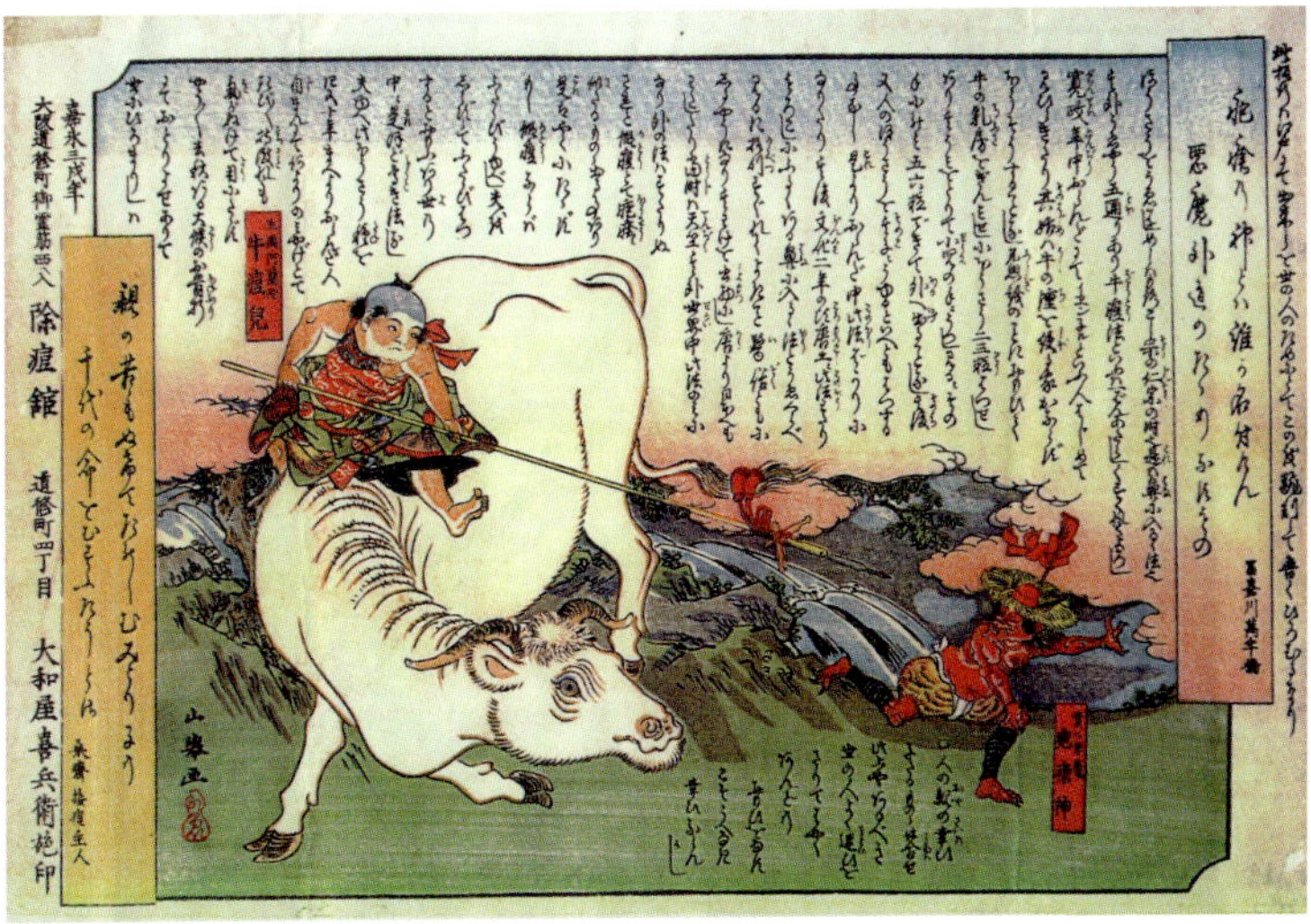

種痘をすすめる引きふだ

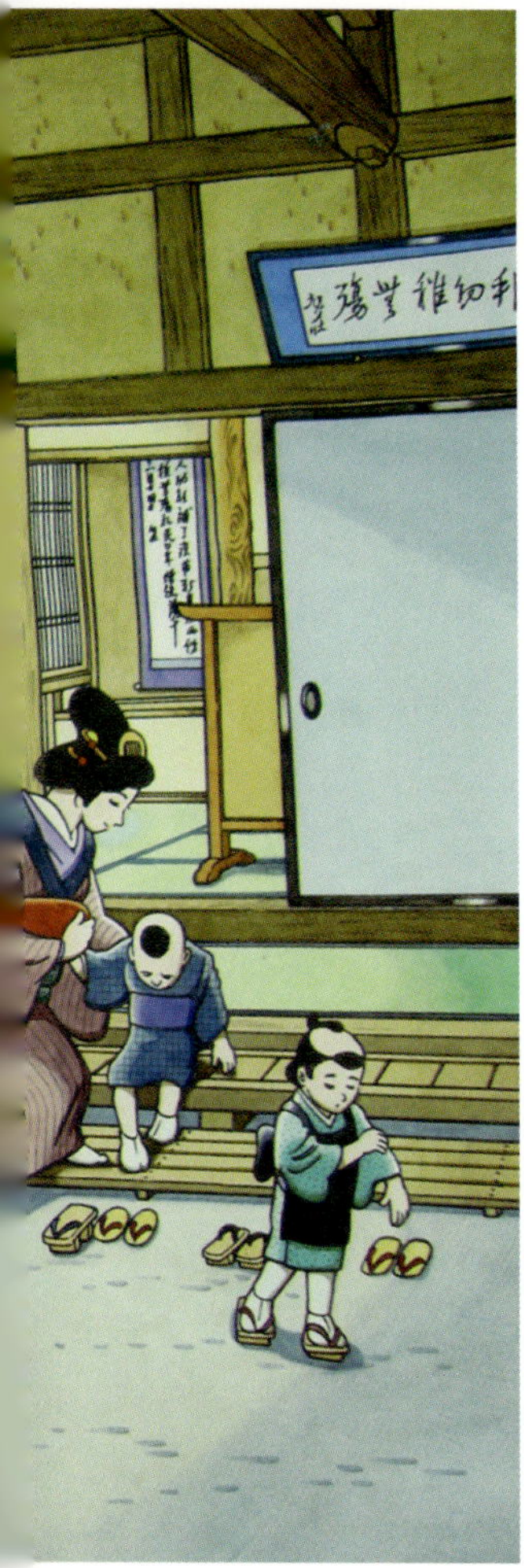

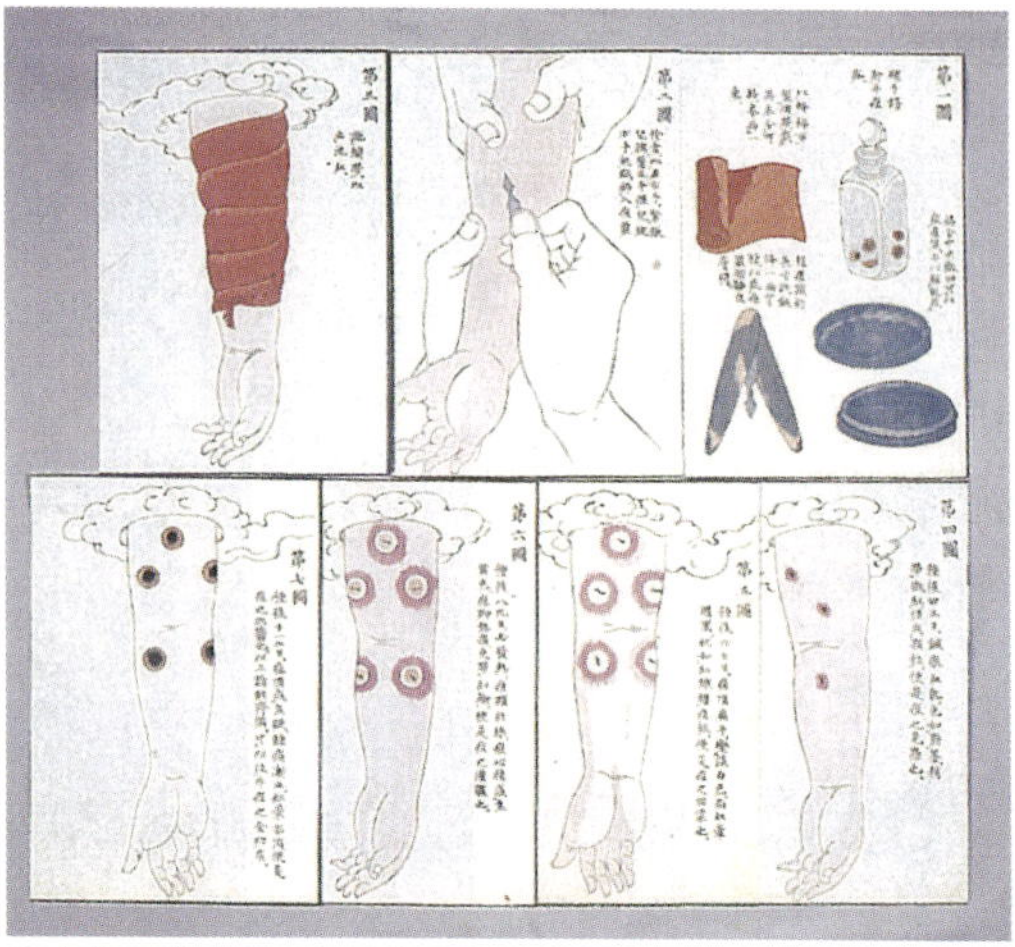

種痘施包帯図①（本間玄調『内科秘録』巻 14）。種痘の方法や道具、経過が図入りで説明されている

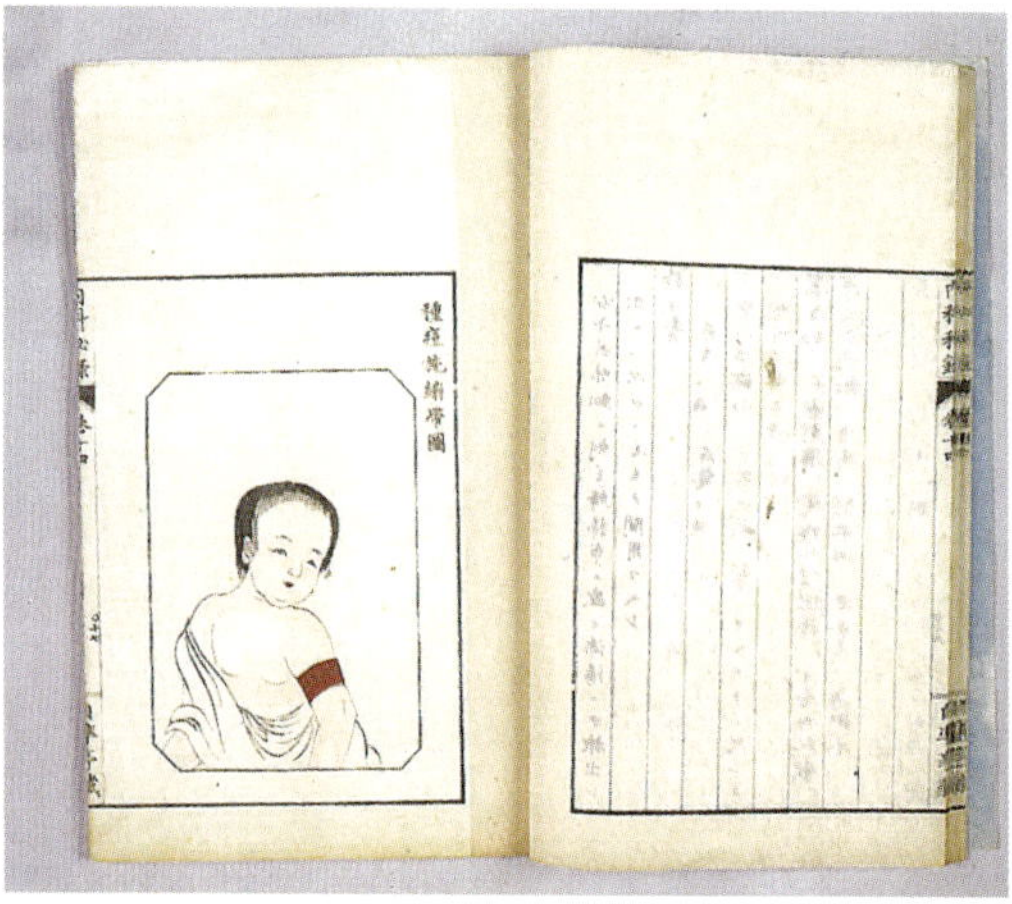

種痘施包帯図②（本間玄調『内科秘録』巻 14）。この部分では、接種の前日に痘苗がよくつくような処理をし、包帯をまく方法が紹介されている

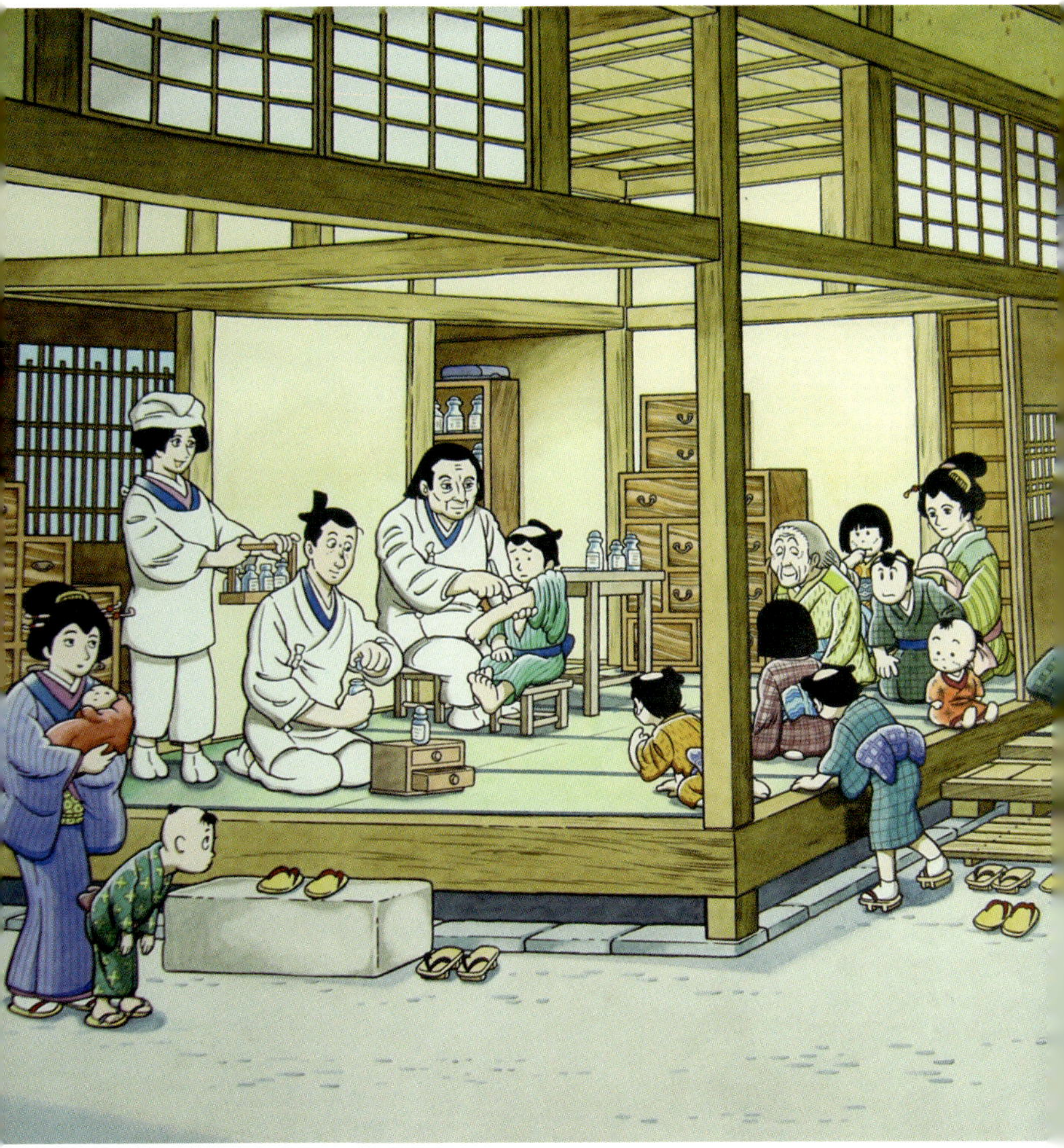

大阪除痘館の種痘場風景（手塚治虫『陽だまりの樹』より）

近年のワクチン製造《せいぞう》風景

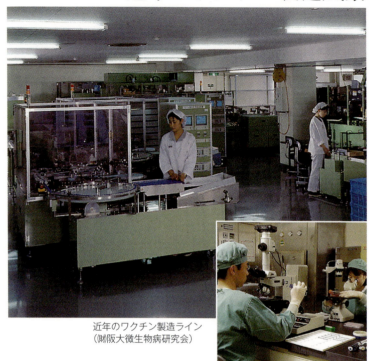

近年のワクチン製造ライン
(財)阪大微生物病研究会

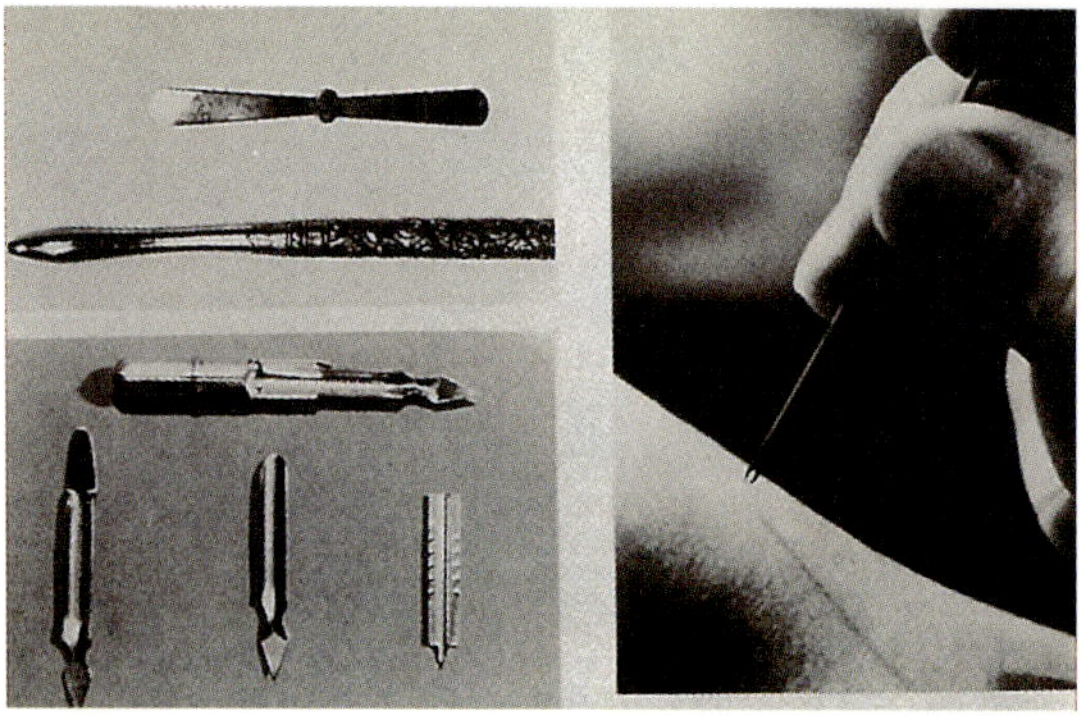

二叉針を使っての接種

牛から痘苗《とうびょう》をつくる過程《かてい》

1970 年代まで実際に行われていた痘苗製造過程
（㈶阪大微生物病研究会 観音寺研究所）

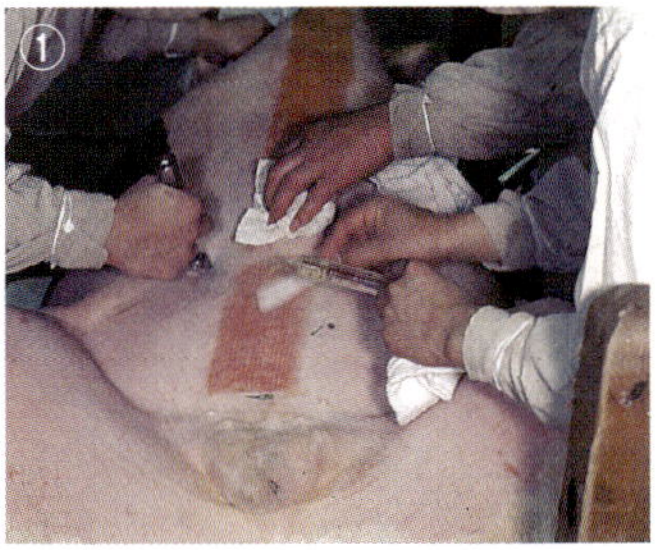

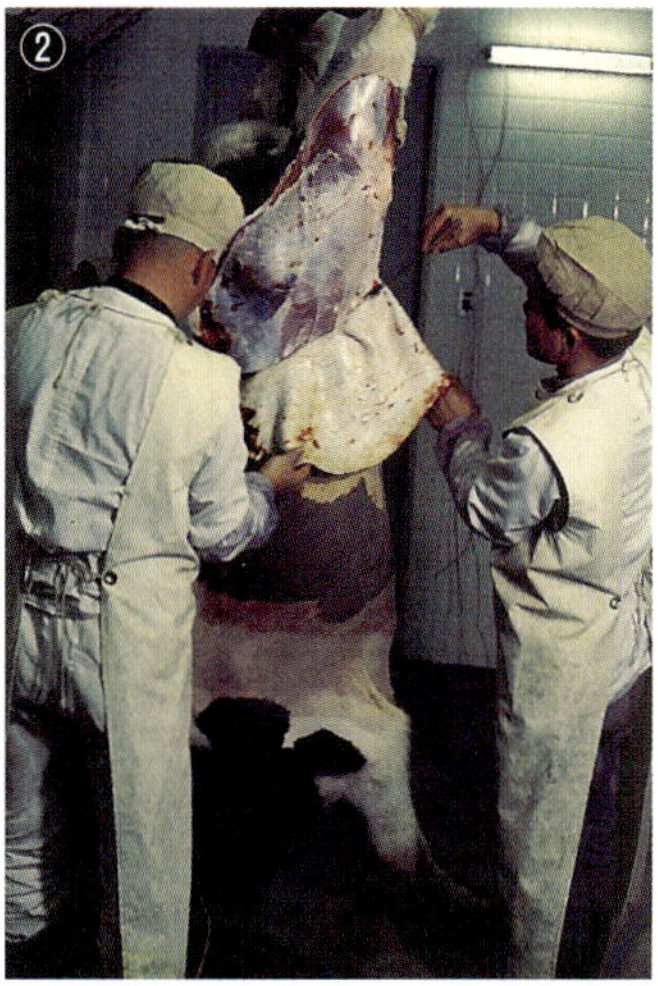

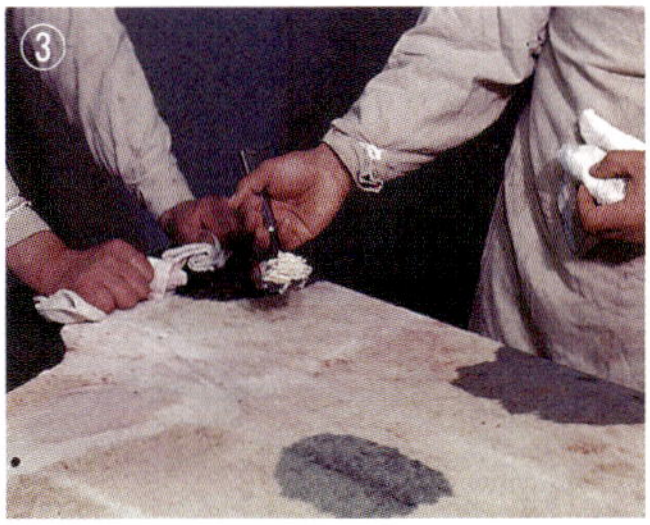

①牛の皮膚に種痘材料をうえる。
②痘疱のできた皮膚をはぎとる。
③台にはぎとった皮膚をのばし、痘疱をかきとり、痘苗として保存する。

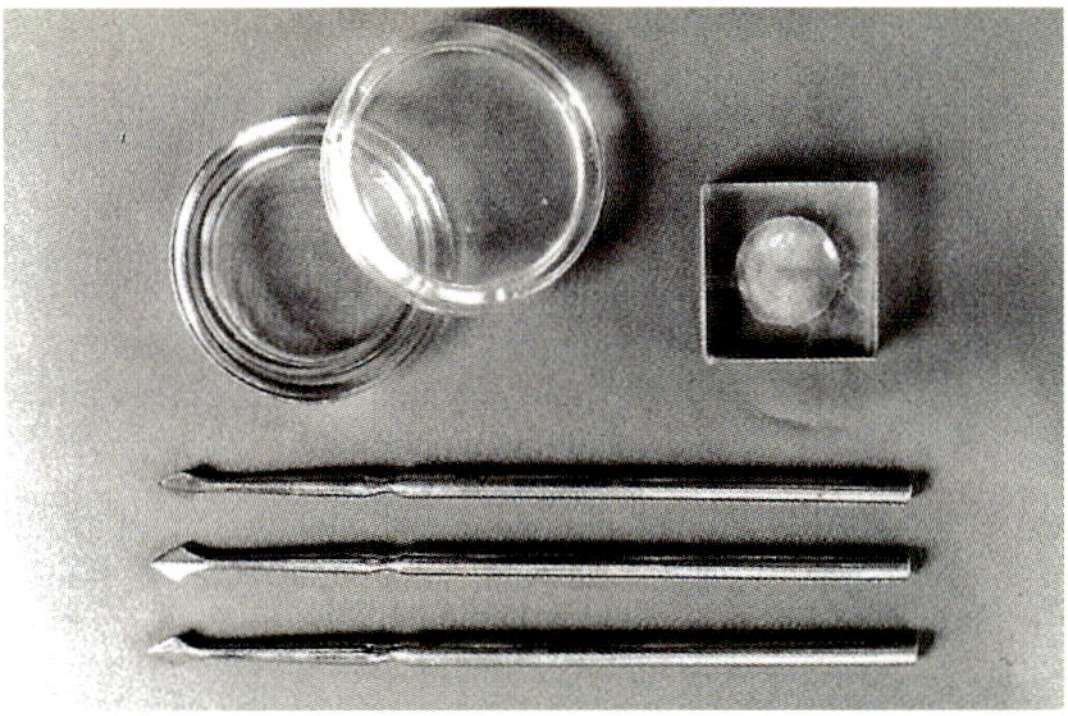

種痘用具・ランセット

初日《しょにち》カバー

記念切手をペアの初日カバー（封筒）にはり、切手の発売日のスタンプを、その切手ゆかりの地にある郵便局で押してもらったもの。切手マニアの宝物になる。

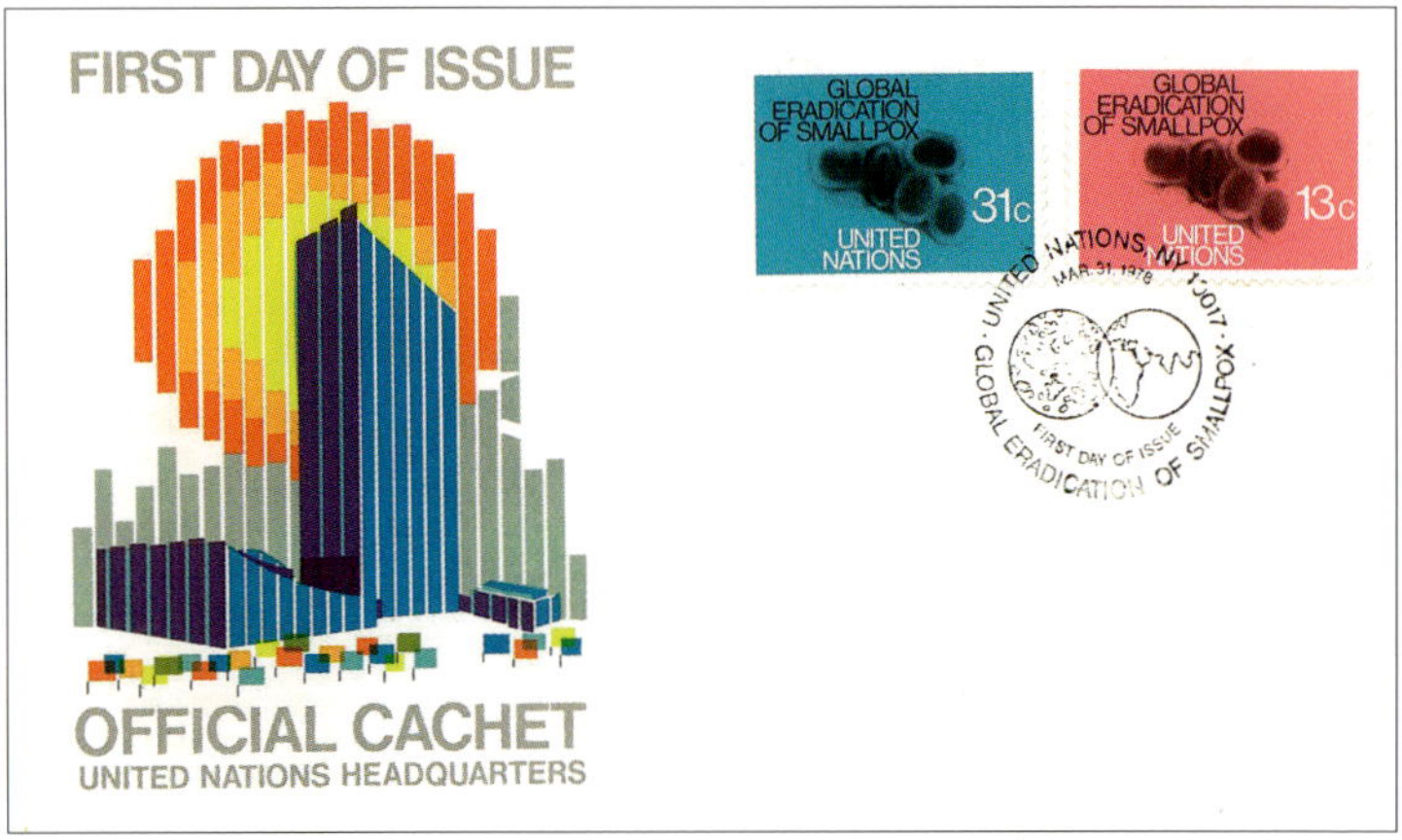

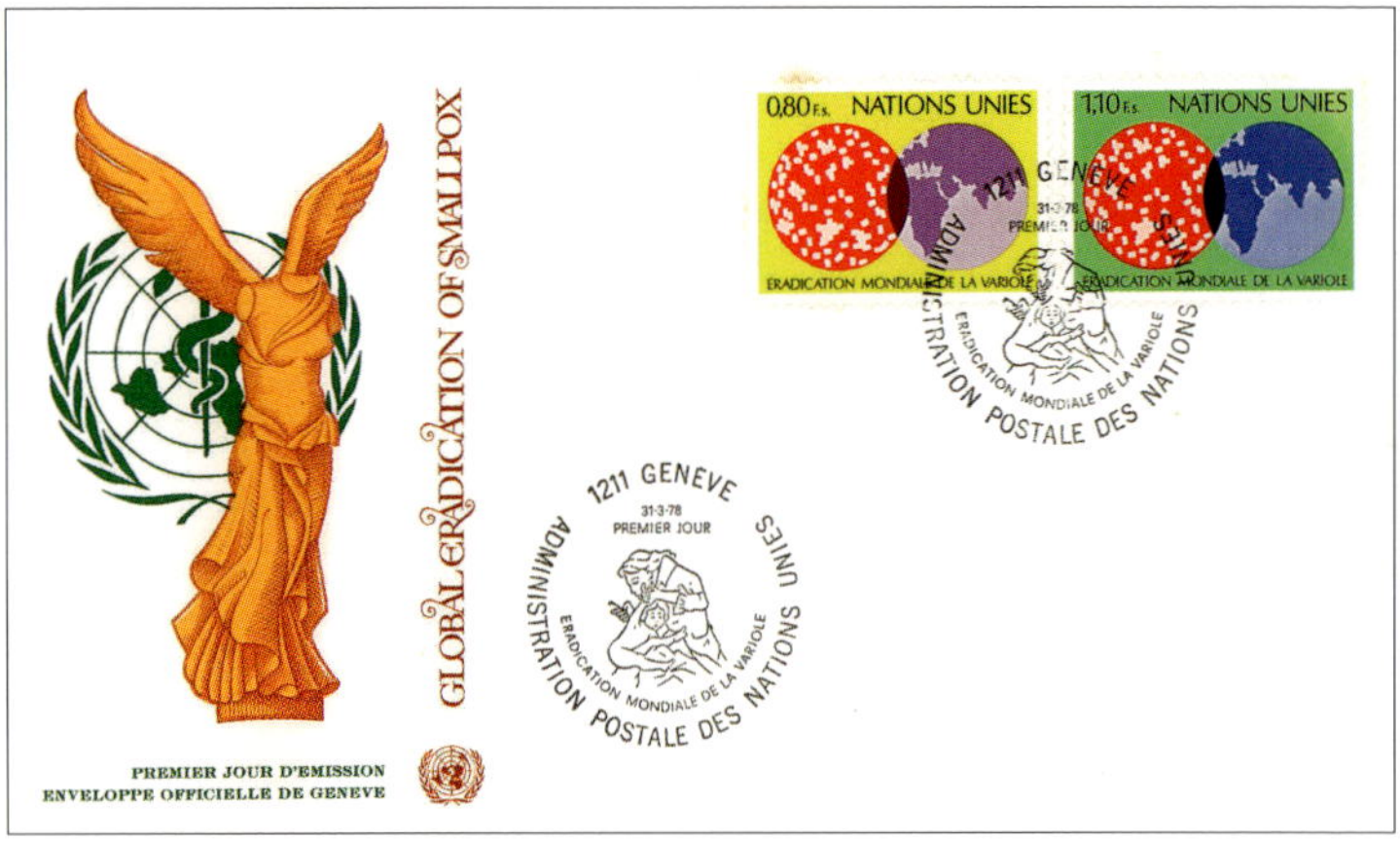

国際連合　1978年3月31日「天然痘根絶」記念切手と初日カバー

緒方洪庵記念財団・除痘館記念資料室撰集

小児を救った 種《しゅ》痘《とう》学《がく》入《にゅう》門《もん》
――ジェンナーの贈り物

加藤四郎 編著

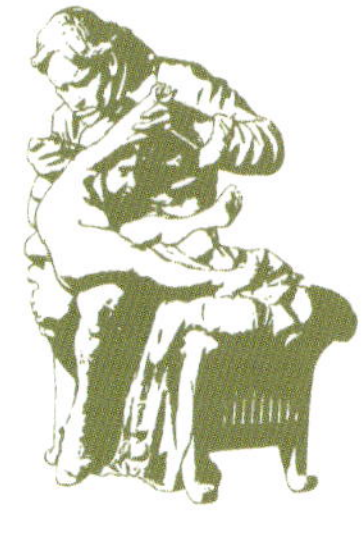

創元社

本書は加藤四郎著『ジェンナーの贈り物—天然痘から人類を守った人—』（菜根出版、一九九七年）の増補復刊版である。復刊に際しては、旧版収録分を第一部とし、二〇一六年七月現在の水準に合わせて内容を一部加筆修正した。また、第二部として「幕末日本の蘭方医たち—天然痘との闘い—」を増補した。

刊行によせて

伝染病《でんせんびょう》は天然痘《てんねんとう》、インフルエンザ、はしか、コレラ、ペスト、結核《けっかく》など、古くからよく知られているものからエイズ、エボラ出血熱、西ナイル熱、ＳＡＲＳ（重症急性呼吸器《じゅうしょうきゅうせいこきゅうき》症候群《しょうこうぐん》）など、今にいたるまで次つぎと人類におそいかかってきている恐《おそ》ろしい病気です。原因《げんいん》はウイルス、細菌《さいきん》、真菌《しんきん》、寄生虫《きせいちゅう》など、微生物《びせいぶつ》によってひきおこされます。

　これらの伝染病《でんせんびょう》の多くは、二十世紀の半ばまで世界各地に流行して、大変な数の人命を奪《うば》ってきました。そうした中で、天然痘《てんねんとう》やウイルスが原因《げんいん》でおこる伝染病《でんせんびょう》に対しては、予《よ》防《ぼう》ワクチンの接種《せっしゅ》という方法が有効《ゆうこう》であることがわかってきました。

　十八世紀末、イギリスのエドワード・ジェンナーという医学者が、牛痘種痘法《ぎゅうとうしゅとうほう》という天《てん》然痘《ねんとう》にきく最初の予防《よぼう》ワクチンを開発しました。これは人びとを救う画期的なものでしたが、なかなか世の中には受け入れられませんでした。しかし、そのうち人びとに理解《りかい》され、国際社会の努力で世界に広く行われるようになりました。その結果、二十世紀後半の一九八〇年（昭和《しょうわ》五五）、それまで種痘《しゅとう》の普及《ふきゅう》につとめてきた世界保健機関《せかいほけんきかん》（ＷＨＯ）が

「世界《せかい》天然痘《てんねんとう》根絶《こんぜつ》宣言《せんげん》」を出し、世界で初めて人類が伝染病《でんせんびょう》を根絶《こんぜつ》することに成功しました。この種痘《しゅとう》に続いて狂犬病《きょうけんびょう》、黄熱《おうねつ》、ポリオ、日本脳炎《のうえん》、はしかなどの予防《よぼう》ワクチンも開発され、多くの人びとが感染症《かんせんしょう》からのがれる恩恵《おんけい》をこうむってきました。

本書の編著者《へんちょしゃ》の加藤四郎《かとうしろう》先生は、ジェンナー研究の第一人者であると同時に、ウイルスと、それがひきおこす病気についての研究を長年続けてこられました。

本書は、牛痘種痘法《ぎゅうとうしゅとうほう》の開発を通して、医学における「予防《よぼう》」の大切さを世界中に示《しめ》したジェンナーの業績《ぎょうせき》と生涯《しょうがい》、そして種痘《しゅとう》を手本としたその後のワクチンの開発などについて、わかりやすく解《と》き明かしてきた加藤《かとう》先生の代表的な著書《ちょしょ》の一つです。もともと一九九七年（平成九）に『ジェンナーの贈《おく》り物―天然痘《てんねんとう》から人類を守った人―』という書名で刊行されたたものでしたが、今では手に入らなくなっています。そこで、このたび緒方洪庵《おがたこうあん》記念財団・除痘館《じょとうかん》記念資料室では、本書のすぐれた内容《ないよう》を通じて今一度、ジェンナーや牛痘種痘法《ぎゅうとうしゅとうほう》の社会的な役割《やくわり》の理解《りかい》をさらにすすめるため、加藤《かとう》先生の意向に沿って再編《さいへん》し、復刊することにしました。この出版《しゅっぱん》について創元社《そうげんしゃ》の理解《りかい》と協力をいただいたことも幸いでした。「緒方洪庵《おがたこうあん》記念財団・除痘館《じょとうかん》記念資料室撰集《せんしゅう》」の一冊《さつ》として、新たに『小児を救った種痘《しゅとう》学《がく》入門―ジェンナーの贈《おく》り物―』のタイトルをつけたゆえんです。

なお、本書では二部構成の形をとり、第一部にこれまでの『ジェンナーの贈《おく》り物』を部分的に修正した内容《ないよう》を用い、また第二部として、加藤《かとう》先生のご希望で新しい内容《ないよう》を付けくわえることにしました。ジェンナーの開発から半世紀後、幕末《ばくまつ》の日本に牛痘種痘法《ぎゅうとうしゅとうほう》が伝えられ、苦労と努力をかさねながらその普及《ふきゅう》にとりくんだ蘭方医《らんぽうい》たちの実像《じつぞう》をえがく、「幕《ばく》末《まつ》日本の蘭方医《らんぽうい》たち―天然痘《てんねんとう》との闘《たたか》い―」がそれにあたります。

ただ、残念なことに、加藤《かとう》先生はこの企画をすすめる途中《とちゅう》、昨年の九月に世を去られました。しかし、最後まで、たくさんの命を救ったジェンナーと牛痘種痘法《ぎゅうとうしゅとうほう》の役割《やくわり》について、一人でも多くの人に知っていただくことをせつに願っておられました。

その先生の思いにむくいるためにも、人類の英知で世界が一つにつながっていることを実感し、皆《みな》さんが人類と伝染病《でんせんびょう》との闘《たたか》いの歴史に思いを馳《は》せ、未来の人びとの健康と幸せをまもる糧《かて》として、本書をひもといてくださることを願っています。

平成二十八年八月

緒方洪庵記念財団 理事長　緒方高志

もくじ

第二部　幕末《ばくまつ》日本の蘭方医《らんぽうい》たち—天然痘《てんねんとう》との闘《たたか》い—

本文イラスト———石田尊司

第一部　ジェンナーの贈《おく》り物

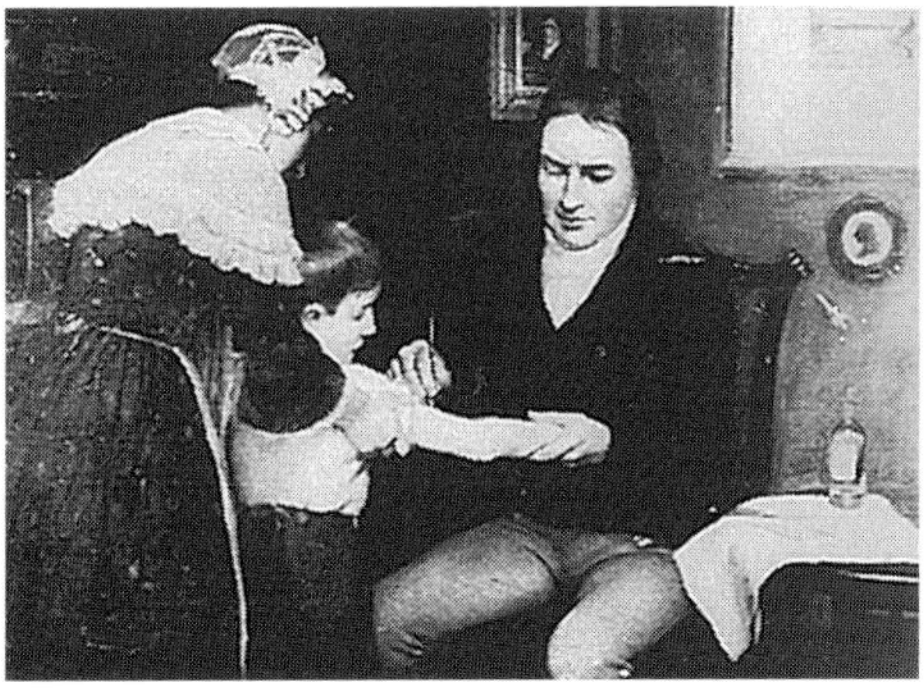

何事《なにごと》であれ、予防《よぼう》は治療《ちりよう》に優《まさ》る。
——エラスムス

この思想こそ、220 年前のジェンナーから
現代の世界の人びとへの贈り物ではないでしょうか。

はじめに

天然痘《てんねんとう》（痘瘡《とうそう》、疱瘡《ほうそう》、人痘《じんとう》ともいう）は少なくとも三千年前から、世界の人びとの間ではげしい流行をくりかえし、大変な数の人間の命を奪《うば》ってきました。今から二百二十年前、イギリスの医師《いし》エドワード・ジェンナーは、この恐《おそ》ろしい天然痘《てんねんとう》を予防《よぼう》するために、牛痘《ぎゅうとう》（牛の天然痘《てんねんとう》）の痘瘡《とうそう》（小さいおでき）を材料にした、「牛痘種痘法《ぎゅうとうしゅとうほう》」が有効《ゆうこう》であることを証明《しょうめい》しました。天然痘予防《てんねんとうよぼう》ワクチンを開発したのです。

一七九六年五月十四日、ジェンナーは乳《ちち》しぼりの女の人の手にできた牛痘《ぎゅうとう》を、八歳《さい》くらいの少年の腕《うで》にうえました。「うえる」とは、皮膚《ひふ》に痘疱《とうほう》のうみをつけ、その部分にメスであさい傷《きず》をつけて、わざと牛痘《ぎゅうとう》にかからせることをいいます。やがて少年の皮膚《ひふ》に、自然に牛痘《ぎゅうとう》にかかったときと同じような痘疱《とうほう》ができました。その痘疱《とうほう》が治ったあとで、天然《てんねん》痘《とう》の痘疱《とうほう》のうみを二回にわたってうえて、つくかどうかを調べました。「つく」とは、うえた皮膚《ひふ》の部位に感染《かんせん》して痘疱《とうほう》ができることをいいます。予想したように、二回ともつくことなく、天然痘《てんねんとう》の痘疱《とうほう》はできませんでした。少年の腕《うで》に牛痘《ぎゅうとう》をうつすことで、天然痘《てんねんとう》にかからないようにしたのです。ジェンナーはこの実験で、少年の体に、病気に対する抵抗《ていこう》力《りょく》（現代《げんだい》医学では「免疫《めんえき》」といいます）が創《つく》り出されることを証明《しょうめい》しました。

この実験は大変有名になり、一七九六年は「牛痘種痘法《ぎゅうとうしゅとうほう》発明の年」として、記念されるようになりました。それから百年後の一八九六年（明治《めいじ》二九）には、ヨーロッパやアメリカ、そして日本でも、ジェンナーの功績《こうせき》をたたえる行事が盛大《せいだい》に行われました。

一八九六年五月十四日に日本で行われた「ジェンナー種痘《しゅとう》発明記念百年祭」では、東京・上野に六千人もの人びとが集まって、式典が行われました。今なお上野の東京国立博物館の構内《こうない》には、百年祭を記念して製作《せいさく》された、ジェンナーの青銅像《せいどうぞう》（米原雲海《よねはらうんかい》作）がたっています。

それからさらに百二十年が過ぎました。一八九六年の「ジェンナー種痘《しゅとう》発明」百年記念の頃《ころ》には、欧米諸国《おうべいしょこく》や日本など一部の国では種痘《しゅとう》（天然痘予防《てんねんとうよぼう》ワクチンをうつこと）が広く行われるようになってはいましたが、それでもまだ日本を含《ふく》め世界のいたるところでは、天然痘《てんねんとう》の大流行は続いていました。

ジェンナーは一八〇一年に書いた論文《ろんぶん》の中で、「種痘《しゅとう》を広めてゆくと天然痘《てんねんとう》がこの世界からなくなるであろう」と予言しています。その予言は現実《げんじつ》となり、一九八〇年五月八日、ＷＨＯ（世界保健機関《せかいほけんきかん》）は、人類が協力して天然痘《てんねんとう》を世界からなくすことに成功したと宣言《せんげん》（「世界天然痘根絶宣言《せかいてんねんとうこんぜつせんげん》」）しました。

　牛痘種痘法《ぎゅうとうしゅとうほう》が開発されたのは、十八世紀の終わりのことです。十九世紀になってフランスのパストゥールは、狂犬病予防《きょうけんびょうよぼう》ワクチンをつくりました。パストゥールは、自分の発明がジェンナーの牛痘種痘法《ぎゅうとうしゅとうほう》にヒントを得たものであると述《の》べています。

　二十世紀に入ると、黄熱《おうねつ》、ポリオ、日本脳炎《のうえん》、はしかなど次つぎに多くの感染症《かんせんしょう》（ウイルスや細菌《さいきん》が体に入っておこす病気）を予防《よぼう》するワクチンがつくられました。それが広く行われるようになった国（日本や欧米諸国《おうべいしょこく》）では、感染症《かんせんしょう》による死亡《しぼう》者の数は大幅《おおはば》にへりました。これらはすべて、牛痘種痘法《ぎゅうとうしゅとうほう》の開発がもたらした大きな成果です。しかし、世界では新しい感染症《かんせんしょう》が次つぎと生まれ、人びとは、ワクチンの恩恵《おんけい》を受けることなく、いまだに感染症《かんせんしょう》で死亡《しぼう》しています。

　種痘《しゅとう》が開発されて二百二十年、こうした時期にこそ、ジェンナーの業績《ぎょうせき》をたたえ、ワクチンの大切さをもう一度思い起《お》こし、ワクチンの恩恵《おんけい》を世界中の人びと、特に子ども達と分かちあう時代にしたいものです。事実イギリス、アメリカ、そして日本でも、またＷＨ

Oでも、予防医学《よぼう》の重要性を訴《うった》えるさまざまな行事が行われています。
この本は、皆《みな》さんにジェンナーの伝記と業績《ぎょうせき》を改めて知っていただくことにより、ワクチンなど予防《よぼう》医学の大切さを学んでほしいという願いをこめて記しました。

平成二十七年九月

加藤四郎

世界保健機関《せかいほけんきかん》（WHO）：世界中の人びとが最高水準の健康を保つことをめざして、一九四八年四月に設立された国連の専門機関。加盟国は一九四、準加盟地域は二（二〇一五年現在）。スイスのジュネーブに本部を置く。

1 ワクチンの名づけ親

ワクチンとは牛の天然痘《てんねんとう》のうみをさす言葉

一歳《さい》までの赤ちゃんは、ＢＣＧの予防接種《よぼうせっしゅ》を受け結核《けっかく》という病気にかからないようにします。また大きくなるにつれ、百日咳《ひゃくにちぜき》・ジフテリア・破傷風《はしょうふう》・ポリオの四種混合《こんごう》ワクチン、はしか生《なま》ワクチンなどの予防接種《よぼうせっしゅ》を受けることになっています。今まで皆《みな》さんが受けてきた予防接種《よぼうせっしゅ》の記録が、母子健康手帳に残っていることでしょう。

天然痘《てんねんとう》の予防《よぼう》ワクチンを接種《せっしゅ》することを「種痘《しゅとう》」といいます。種痘《しゅとう》も一九八〇年に世界《せかい》保健機関《ほけんきかん》（ＷＨＯ）が天然痘根絶宣言《てんねんとうこんぜつせんげん》を出すまで、世界各地で行われていました。

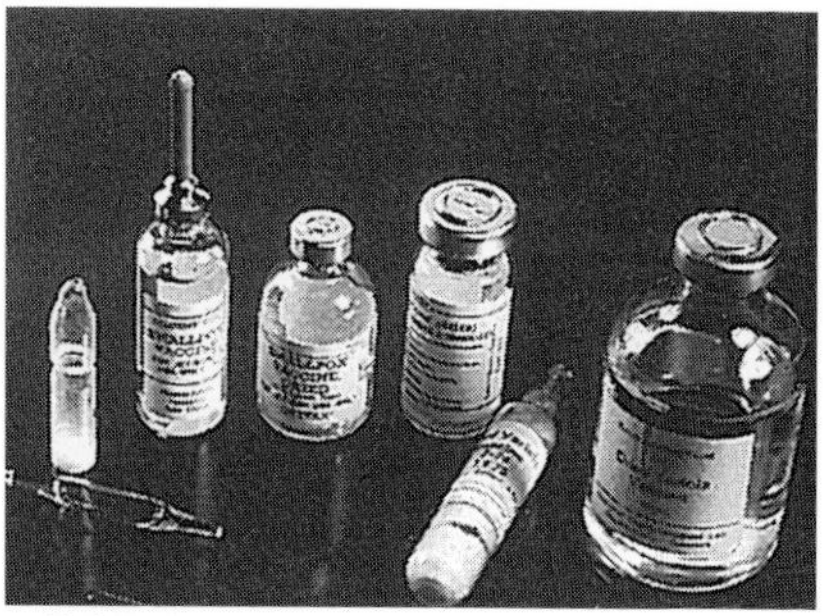

天然痘予防ワクチン

日本では根絶宣言《こんぜつせんげん》の四年前、一九七六年（昭和《しょうわ》五一）に種痘制度《しゅとうせいど》が停止されました。この年より前に生まれた人（二〇一六年で四十歳《さい》以上）の腕《うで》には、一歳《さい》になるまでの間に受けた種痘《しゅとう》の跡《あと》が残っています。種痘《しゅとう》の目印といえるかもしれません。
しかし、皆《みな》さんの腕《うで》にはありません。皆《みな》さんは天然痘《てんねんとう》が地球上からなくなってから生まれたので、もう種痘《しゅとう》をする必要がなくなったのです。

細菌《さいきん》やウイルスのように目に見えない小さな生き物のことを微生物《びせいぶつ》といいます。病気をひきおこす微生物《びせいぶつ》は「病原微生物《びせいぶつ》」あるいはもう少し広い意味をこめて「病原体」とよばれます。「感染症《かんせんしょう》」とはこのような病原微生物《びせいぶつ》が体に入ってひきおこす病気のことです。その病気にかかった人から出る細菌《さいきん》やウイルスが他の人に入り、次つぎに伝染《でんせん》していくので「伝染病《でんせんびょう》」ともよばれました。予防接種《よぼうせっしゅ》のワクチンは、この「感染症《かんせんしょう》」にかからないよう、前もってうつものです。

ところで、このワクチンという言葉は、ジェンナーによってつくられた言葉です。ラテン語で牝牛《めうし》をワッカ（vacca）といいますが、この言葉からジェンナーは、天然痘《てんねんとう》を予防《よぼう》するために使った牛痘《ぎゅうとう》のうみ（痘苗《とうびょう》＝種痘《しゅとう》の材料）のことを「ワクチン（vaccine）」と

●エドワード・ジェンナー（Edward Jenner）

よびました。

ジェンナーの牛痘種痘法《ぎゅうとうしゅとうほう》にヒントを得て、フランスのパストゥールは、八十四年後にニワトリコレラワクチン（ひよこがかかるニワトリコレラ病の予防《よぼう》ワクチン）と、炭《たん》そワクチン（牛や羊のかかる炭《たん》そ病《びょう》予防《よぼう》ワクチン）の開発に成功しました。彼は、一八八一年にロンドンで開かれた国際学会でその成果を発表しました。そのときにジェンナーをたたえて、予防接種《よぼうせっしゅ》で使う材料をワクチン（vaccine）、またすべての予防接種《よぼうせっしゅ》をワクシネイション（vaccination／牛痘種痘《ぎゅうとうしゅとう》）とよぶことを提案《ていあん》しました。この提案《ていあん》が受け入れられ、それ以降《いこう》「ワクチン」という言葉が広く使われるようになりました。牛痘種痘法《ぎゅうとうしゅとうほう》がすべてのワクチンの原点《げんてん》であることを示《しめ》すエピソードです。

パストゥールは、続いて犬のかみ傷《きず》からうつり、脳《のう》がおかされ、けいれんをおこして死亡《しぼう》する「狂犬病《きょうけんびょう》」を予防《よぼう》するワクチンの研究にとりくみました。一八八五年には、この病気にかかった犬にかまれた二人の少年に狂犬病予防《きょうけんびょうよぼう》ワクチンをうち、発病をくいとめました。

ジェンナーに始まりパストゥールに受けつがれたワクチンの研究は、二十世紀に入って実を結び、多くのワクチンが開発されました。現在《げんざい》も新しいワクチンの開発・研究が進められています。牛痘種痘法《ぎゅうとうしゅとうほう》ほど人類に大きな福祉《ふくし》をもたらした開発はありません。

●パストゥール（Louis Pasteur）

2 人類は天然痘《てんねんとう》と闘《たたか》い続けた

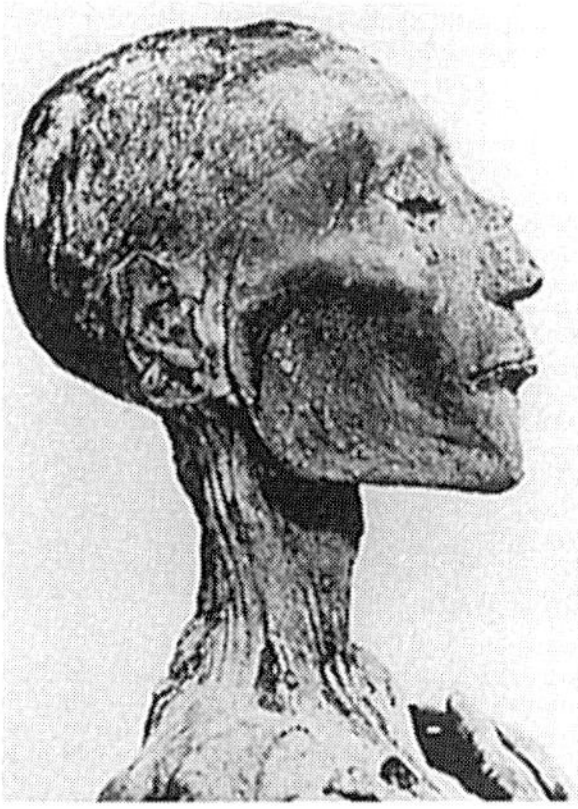
エジプト王朝ラムセス五世のミイラ

■天然痘《てんねんとう》がもたらした災《わざわ》い

人類は長い間いろいろな感染症《かんせんしょう》に苦しんできました。天然痘《てんねんとう》、はしか、ポリオ、日本脳《のう》炎《えん》などの病原体はウイルスです。結核《けっかく》、コレラ、ペストの病原体は細菌《さいきん》です。そしてマラリア、アメーバ赤痢《せきり》は原虫《げんちゅう》が病原体です。人類の長い歴史の中でも、病気で死亡《しぼう》した人の主な死亡原因《しぼうげんいん》のトップは、常《つね》にこれらの感染症《かんせんしょう》でした。

中でも天然痘《てんねんとう》は、世界中ではげしい流行をくりかえしてきました。十八世紀末のヨーロッパでは、毎年二十万～六十万人が天然痘《てんねんとう》で死亡《しぼう》しました。

天然痘患者《てんねんとうかんじゃ》からでたウイルスは空気中をただよい、それを鼻や口からすいこむことによってうつります。天然痘《てんねんとう》ウイルスをすいこむと、十三日後くらいにめまいや強烈《きょうれつ》な頭痛《ずつう》とともに、高熱がおそいます。それから三日くらいすると、血液《けつえき》中に入った天然痘《てんねんとう》ウイルスにより、全身に赤いはんてん（紅斑《こうはん》）ができ、続いてその部分がもりあがります（丘疹《きゅうしん》とよばれます）。やがてもりあがった部分は小さいおでき（痘疱《とうほう》）に変わり、顔や手・足に密集《みっしゅう》してあらわれます。

痘疱《とうほう》は、初めは水のように透明《とうめい》な液《えき》をふくんだおでき（水疱《すいほう》）となり、二～三日後にうみをもった膿疱《のうほう》にかわります。膿疱《のうほう》の上部には必ず「天然痘《てんねんとう》のへそ」とよばれるへこみができますが、その頃《ころ》二～三割《わり》の患者《かんじゃ》が死亡《しぼう》します。

また、死亡《しぼう》しなくても、脳炎《のうえん》をおこしたり、角膜炎《かくまくえん》になり失明することもあります。膿《のう》疱《ほう》ができる頃《ころ》、いったん下がった熱は再《ふたた》び上がります。治る場合には膿疱《のうほう》が乾《かわ》き始め、カサブタとなり、やがてそれがはげおちて治ります。発病してから治るまでの期間は四週間以内で、決して長期にわたる病気にはなりません。しかし、全身にできた痘疱《とうほう》の傷跡《きずあと》が皮《ひ》膚《ふ》に残り、生涯《しょうがい》消えることがありません。顔にたくさんの傷跡《きずあと》が残ると「あばた顔」とよばれ、特に女性はそうならないことを神に祈《いの》ったものです。

今から三千年前のエジプトの王様、ラムセス五世（ＢＣ一一五七年死亡《しぼう》）のミイラの顔

●ラムセス（Ramses）五世

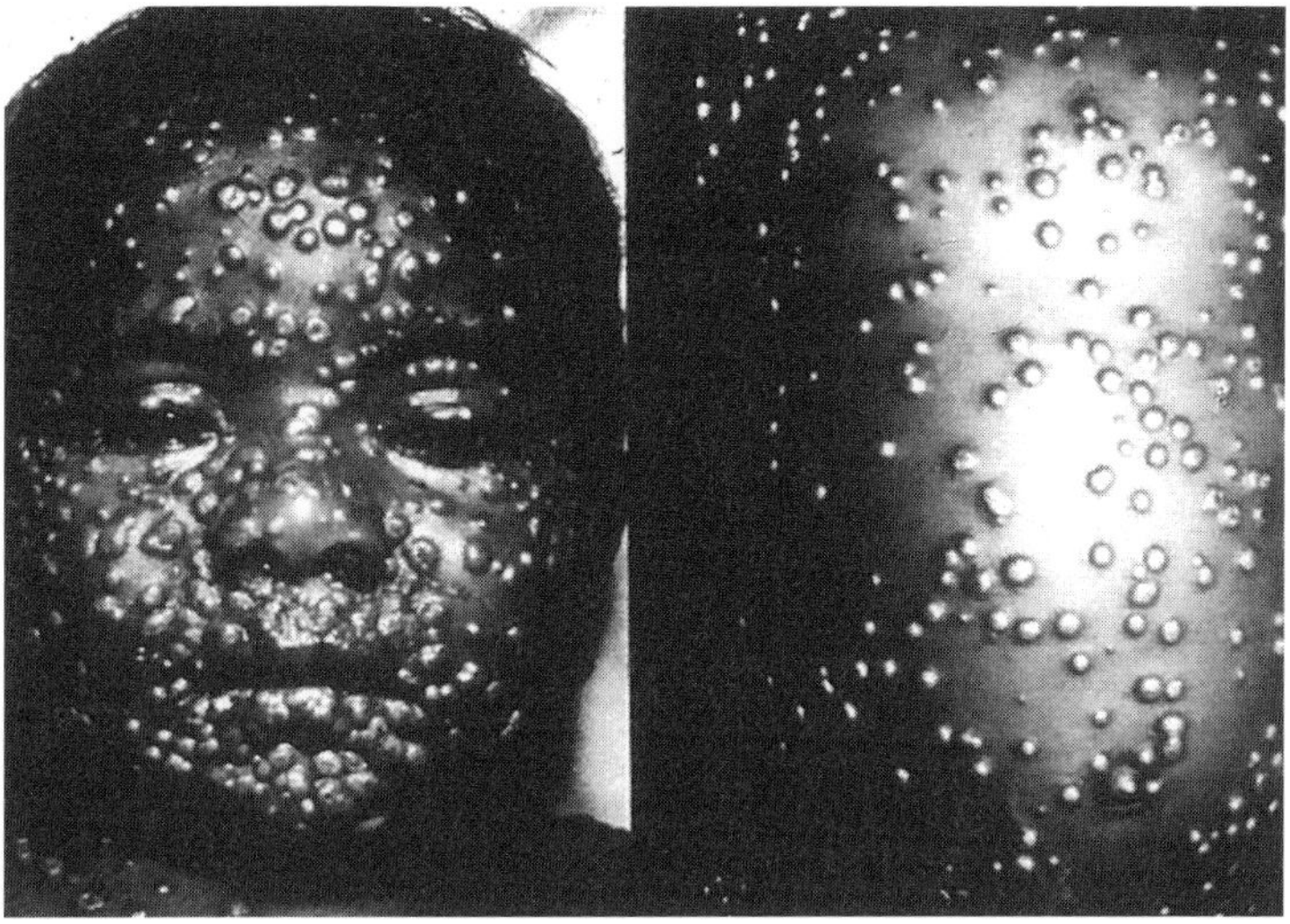

天然痘患者

には、天然痘《てんねんとう》の痘疱《とうほう》が多数見られます。このミイラが、人類に天然痘《てんねんとう》という病気があったことを示《しめ》す、最も古い実物《じつぶつ》の記録となりました。

疱瘡《ほうそう》すむまで、わが子と思うな

「疱瘡《ほうそう》」あるいは「痘瘡《とうそう》」ともよばれた天《てん》然痘《ねんとう》は、仏教が伝来した古い時代に日本に入り、八世紀・奈良時代にはたびたびはやりました。多くの人びと、特に子どもが死亡《しぼう》したので、「疱瘡《ほうそう》すむまで、わが子と思うな」といわれていました。

天然痘《てんねんとう》に対して人びとは、なすすべもなくただ神仏《しんぶつ》にすがるだけでした。今も日本各地に、たくさんの天然痘《てんねんとう》の神様「疱瘡神《ほうそうしん》」の絵や、疱瘡神《ほうそうしん》をまつった神社が残されています。

天然痘《てんねんとう》の神様が怒《おこ》ったり、誰《だれ》かにとりついたりしないように、人びとは祈《いの》り、いろいろなまじないが考えだされました。天然痘《てんねんとう》の神様の使いである鬼《おに》は赤い色をきらうといわれていました。そこで天然痘《てんねんとう》になった子どもやその家族は、鬼《おに》を追いはらうために赤い着物を着、おもちゃや絵草子《えぞうし》（絵本）も赤づくめにしたそうです。奈良の東大寺《とうだいじ》の大仏様《だいぶつさま》（聖武天皇《しょうむてんのう》が七五二年に建立《こんりゅう》）も、奈良時代に流行をくりかえした天然痘《てんねんとう》や、はしかのような伝染病《でんせんびょう》がしずまることを願ってつくられたといわれています。

病人や死亡《しぼう》者の数が正確《せいかく》にわかるようになるのは、戸籍《こせき》が整備《せいび》された明治《めいじ》になってからのことです。一八七六年（明治九《めいじ》）に天然痘《てんねんとう》の予防《よぼう》に関する規則《きそく》ができ、全国民が必ず種痘《しゅとう》を受ける制度《せいど》が発足しました。その頃《ころ》から、かなりの人が種痘《しゅとう》を受け始めましたが、明《めい》治《じ》時代の四十五年間だけでも四回の大流行があり、八万六千人以上の死者を記録しています。

一般の人びとだけでなく、天皇《てんのう》や将軍《しょうぐん》など身分の高い人びとも、同じように天然痘《てんねんとう》に苦しみました。

日本では、醍醐天皇《だいごてんのう》が九一五年（延喜《えんぎ》一五）に天然痘《てんねんとう》にかかり、後鳥羽天皇《ごとばてんのう》や源頼家《みなもとのよりいえ》がいずれも一一九二年（建久三《けんきゅう》）に、また徳川家光《とくがわいえみつ》は一六二九年（寛永六《かんえい》）、徳川吉宗《とくがわよしむね》は一七〇五年（宝永二《ほうえい》）、徳川家斉《とくがわいえなり》も一八二二年（文政五《ぶんせい》）にかかりました。東山天皇《ひがしやまてんのう》は一七〇九年（宝永六《ほうえい》）、孝明天皇《こうめいてんのう》も一八六六年（慶応二《けいおう》）に天然痘《てんねんとう》でなくなったといわれています。

3 ジェンナーの生い立ち

自然を友に

イギリスの首都ロンドンの中心より、西約百七十kmのところに、ブリストルという古くから港町として栄えた都市があります。ブリストルの都心より、北に約四十五kmのところにあるのが、グロスター州の州都グロスターです。ここには、美しいゴシック建築《けんちく》で有名なグロスター大聖堂《だいせいどう》があります。ブリストルとグロスターを結ぶ道のなかほどにバークレイという小さな村があります。

エドワード・ジェンナーは、一七四九年五月十七日に、バークレイの牧師《ぼくし》ステファンとその妻《つま》セアラの間に生まれた六人の子どもの末っ子でした。一七四九年といえば日本では

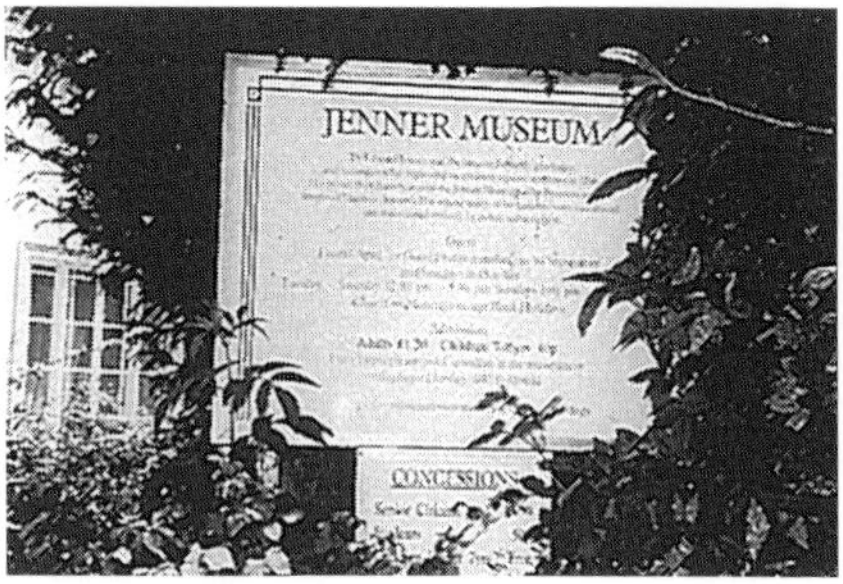

ジェンナー博物館の案内板

○ロンドン（London）○ブリストル（Bristol）
○グロスター州（Gloucestershire）
○グロスター（Gloucester）○バークレイ（Berkeley）

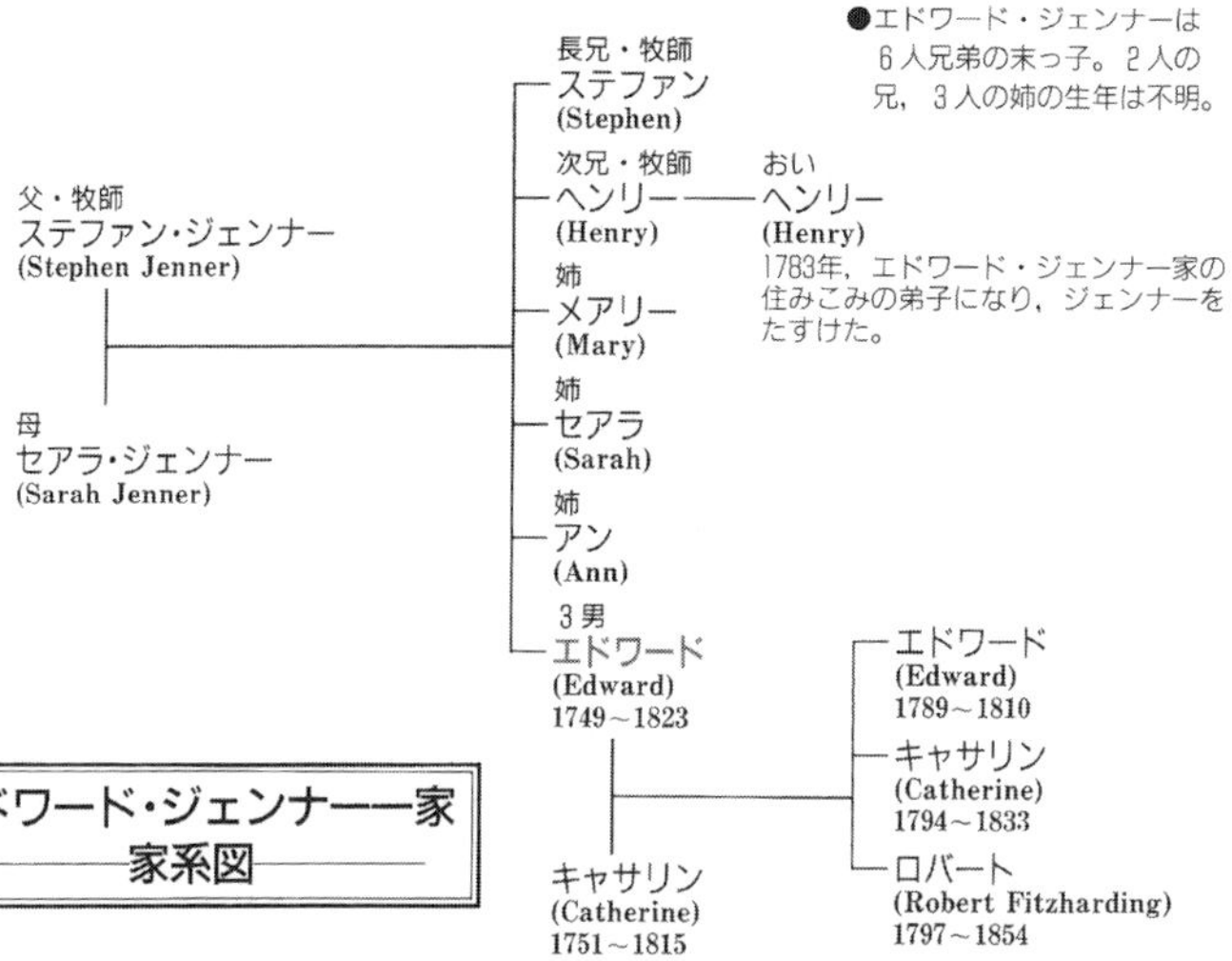

●エドワード・ジェンナーは6人兄弟の末っ子。2人の兄，3人の姉の生年は不明。

エドワード・ジェンナー一家
家系図

寛延《かんえん》二年にあたります。江戸時代も後期に入り、八代将軍《しょうぐん》徳川吉宗《とくがわよしむね》（若い頃《ころ》天然痘《てんねんとう》にかかり、あばた顔だったといわれています）のあとをついで、家重《いえしげ》が九代将軍《しょうぐん》になった頃《ころ》です。

ジェンナーは五歳《さい》のときに両親をなくして、一番上の兄ステファンに育てられました。八歳《さい》のときに学校に入り、十二歳《さい》で学校生活を終えています。学校時代からジェンナーは、野外の動物の生態《せいたい》など自然界に興味《きょうみ》を持っていました。他の子どもたちが遊んでいるときにも、彼《かれ》だけは動植物の観察や、化石をさがすことに夢中《むちゅう》になっていました。

どこまでも丘《おか》のつらなるこの一帯は、乳牛《にゅうぎゅう》の放牧がさかんな酪農地帯《らくのうちたい》です。ジェンナーは美しく静かなバークレイの自然を愛し、生《しょう》

●ステファン（Stephen Jenner）
●セアラ（Sarah Jenner）

涯《がい》をこの地で過《す》ごしました。ジェンナーの父が司祭をつとめたバークレイ教会のとなりに、今ではジェンナー博物館となっているジェンナーの家があります。その家の広い芝生《しばふ》の庭に接《せつ》して古い教会の建物があり、まわりの草原には牛が放牧されています。青い空と緑の草原が遠くでとけあい、まるで絵のような田園風景が広がっています。

両親を早くなくすという不幸にみまわれたジェンナーでしたが、二人の兄、三人の姉に見守られて、自然を愛する優《やさ》しい心の青年に成長してゆきました。青年時代のジェンナーは、フルートの演奏《えんそう》を楽しみ、詩を愛し、たくさんの友人に恵《めぐ》まれていたそうです。「こまどりに―Address to a Robin―」「雨のしるし―The Sign of Rain―」などの詩が残されています。

「牛痘《ぎゅうとう》にかかった人は、天然痘《てんねんとう》にはかからない」

二人の兄は父親のあとをついで牧師《ぼくし》の道に進み、自然の観察が好きだったジェンナーは、医師《いし》になることを決意しました。一七六一年、十二歳《さい》になったジェンナーは、ブリストルに近いソドバリーの開業医ダニエル・ラドロウ先生に弟子入りして、九年間を過《す》ごし

●ダニエル・ラドロウ（Daniel Ludlow）
○ソドバリー（Sodbury）

ました。この間にジェンナーは、自分の生涯《しょうがい》をかけてとりくむことになった研究のきっかけとなる話を、耳にしました。

たまたまラドロウ先生の所へ診察《しんさつ》を受けにきた農村の女の人が、「私《わたし》は前に牛痘《ぎゅうとう》にかかったので、天然痘《てんねんとう》にかかることはありません」といったのです。このときからこの言葉が、ジェンナーの心にとどまり、離《はな》れることはありませんでした。

古くからイギリスの酪農《らくのう》地帯では、牛の皮膚《ひふ》に痘疱《とうほう》が多数できる伝染病《でんせんびょう》がたびたびはやりました。その痘疱《とうほう》が人の天然痘《てんねんとう》の痘疱《とうほう》にも似《に》ていたので、「牛の天然痘《てんねんとう》」という意味で、「牛痘《ぎゅうとう》」とよばれていました。牛痘《ぎゅうとう》にかかった乳牛《にゅうぎゅう》の乳房《ちぶさ》には多数の痘疱《とうほう》ができていました。乳《ちち》しぼりの人の手がこの痘疱《とうほう》にふれると、手の傷《きず》などから牛痘《ぎゅうとう》にかかり、しばしば手に痘疱《とうほう》ができました。しかし天然痘《てんねんとう》のように、痘疱《とうほう》が全身に広がってできることはありません。二〜三週間もすればカサブタとなって治ってしまいます。

この地方では、乳《ちち》しぼりの女の人たちが美しいのは「あばた顔」の人がいないからだ、と言い伝えられていました。ほとんどの乳《ちち》しぼりの人は牛痘《ぎゅうとう》にかかったことがあるので、天然痘《てんねんとう》にはかからなくてすむようになったのではないか、というのです。

クック船長とジェンナー

一七七〇年、二十一歳《さい》になったジェンナーは、ロンドンに医学の修業《しゅぎょう》に行き、ジョン・ハンター先生の住みこみの弟子になりました。ハンター先生は、大変すぐれた外科医であるばかりでなく、解剖《かいぼう》学者・博物学者としても有名な人でした。ジェンナーはハンター先生を心から尊敬《そんけい》して、一生懸命《いっしょうけんめい》に勉強しました。

この年、ジェイムズ・クック船長が、イギリス海軍エンデバー号による西回りの世界一周の探検《たんけん》航海（第一回太平洋探検《たんけん》）に成功しました。ジェンナーは、このとき航海に参加したジョセフ・バンクス先生（後にロンドン王立協会会長にもなった有名な博物学者）が持ち帰った博物標本の整理を、熱心に手伝いました。

標本の整理にとりくむジェンナーのようすを見て、感心したクック船長は、次の航海に博物学者として参加するようさそいました。しかしジェンナーは、この申し出を医学の修《しゅ》業《ぎょう》を続けるために断っています。

キャプテン・クックとよばれたクック船長は、イギリスの有名な探検家《たんけんか》です。科学者でもあり、経験豊富《けいけんほうふ》な海軍軍人でもあったクック船長は、王立協会の依頼《いらい》で、一七六八年か

●ジョン・ハンター（John Hunter）
●ジェイムズ・クック（James Cook）
●ジョセフ・バンクス（Joseph Banks）

ら十年あまりの間に三回、太平洋の探検《たんけん》航海にでかけました。太平洋の多くの島を発見し、数々の貴重《きちょう》な民俗学的《みんぞくがく》、博物学的資料を持ち帰りました。しかし、三回目の航海のとき、発見したハワイ諸島《しょとう》で島民との戦いにやぶれ、戦死しました。

ハンター先生のはげまし

ジェンナーは、医学と自然科学の分野で、ハンター先生、バンクス先生といった当時の最もすぐれた先生に学ぶという幸運に恵《めぐ》まれました。

ハンター先生の家で修業《しゅぎょう》しているときにジェンナーは、ソドバリーのラドロウ先生のところで聞いた牛痘《ぎゅうとう》のことについて、ハンター先生にしばしば相談を持ちかけました。それに対するハンター先生の言葉は大変有名になっています。

「あまり考えることはやめて、とにかく実験してみることだ。しんぼう強く、そして正《せい》確《かく》にね。—Don't think, but try : be patient, be accurate.—」

何か疑問《ぎもん》がわいたら、どうしてそうなのか自分で確《たし》かめてみることが大事だ。とにかくいろいろと実験して確《たし》かめてみることで答えは見つかる……、ハンター先生はジェンナーにそういいたかったのかもしれません。

ハンター先生とジェンナーとは、医学上の師弟《してい》関係だけでなく、博物学を通じても固い友情《ゆうじょう》で結ばれていました。

一七七三年、二十四歳《さい》のときジェンナーは、故郷《こきょう》のバークレイに帰って医院を開業しました。それからもハンター先生と文通を続けて、いろいろな相談をしていました。ハンター先生も手に入れたい生物標本を依頼《いらい》したりするなかで、常《つね》にジェンナーに温かい助言や激《げき》励《れい》の言葉を与えました。

あるときジェンナーが、研究で悩《なや》んでいることを手紙に書いたことがありました。このときハンター先生から届《とど》いた返事の中にも、さきほどの言葉と似《に》た言葉があります。

「なぜ考えてばかりいるんだ。なぜ実験《じっけん》して確《たし》かめてみないのか？ ―But why think, why not try the experiment.―」

そう、自分で確《たし》かめてみることだ！ ハンター先生の言葉にはげまされ、ジェンナーが天然痘予防《てんねんとうよぼう》のさまざまな実験にふみきったのは、それからまもなくのことでした。

4

「牛《ぎゅう》痘《とう》種《しゅ》痘《とう》法《ほう》」はこうして開発された

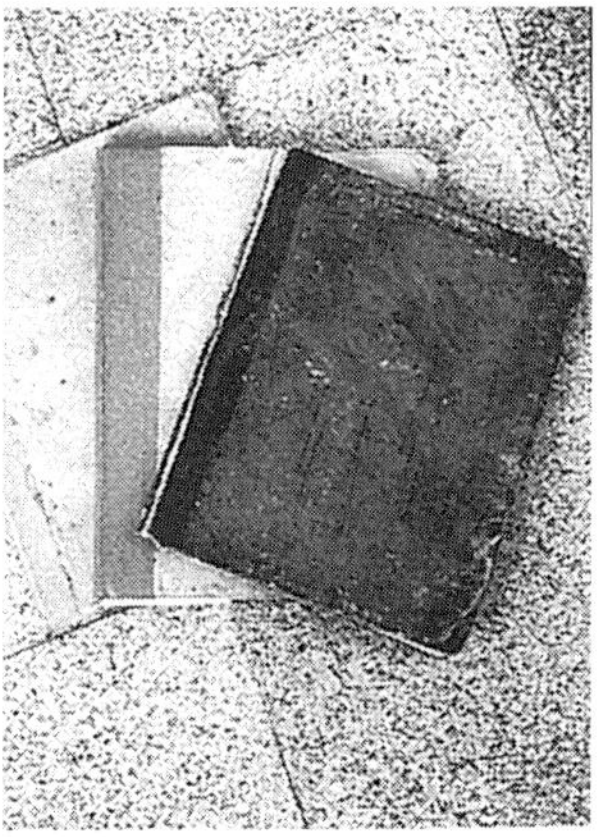

ジェンナーの牛痘種痘法に関する
最初の出版物

牛《ぎゅう》痘《とう》種《しゅ》痘《とう》法《ほう》より前の天《てん》然《ねん》痘《とう》対《たい》策《さく》——中国・インドの試み

天《てん》然《ねん》痘《とう》は人類の歴史とともにいくたびも流行をくりかえし、たくさんの人びとが死にました。やがて「天《てん》然《ねん》痘《とう》に一度かかって治ると、二度とかかることは決してない」ことがわかってきました。そこで、あらかじめ天《てん》然《ねん》痘《とう》に軽くかからせておけば、命を失うような重い天《てん》然《ねん》痘《とう》にならなくてすむのではないか、と考えられるようになってきました。

インドでは西暦五五〇年頃《ころ》から、天《てん》然《ねん》痘《とう》の痘《とう》疱《ほう》のうみをとって、人の腕《うで》の皮《ひ》膚《ふ》にうえる方法（天《てん》然《ねん》痘《とう》接《せつ》種《しゅ》法《ほう》）が行われていました。また中国では、痘《とう》疱《ほう》のカサブタを乾《かん》燥《そう》させた粉を鼻にふきこむ方法や、天《てん》然《ねん》痘《とう》患《かん》者《じゃ》の服を着せる方法が行われていました。インドのこの方法は、バルカン半島をへてトルコでも行われるようになりました。

十八世紀の初め、トルコにいたイギリスの外交官夫人メアリー・モンタギューは、トルコで行われていた方法を、まず自分の息子にためし、帰国後、一七二一年に、イギリスに紹介《しょうかい》しました。天然痘《てんねんとう》を人の皮膚《ひふ》にうえるこの方法は、「トルコ式天然痘接種法《てんねんとうせっしゅほう》」とよばれました。

「トルコ式天然痘接種法《てんねんとうせっしゅほう》」は当時のイギリスの多くの医師《いし》によって行われるようになりました。ジェンナー自身も子どものとき受けていますし、医師《いし》となってからは、多くの人びとに天然痘《てんねんとう》を接種《せっしゅ》しています。

天然痘《てんねんとう》は、鼻や口の呼吸器《こきゅうき》からウイルスをすいこむことにより伝染《でんせん》する病気です。しかし、皮膚《ひふ》にうえてわざと天然痘《てんねんとう》にかからせると、多くの場合、うえた部分とその周辺だけに痘疱《とうほう》ができ、全身に痘疱《とうほう》ができるような重い症状《しょうじょう》にならなくてすみました。しかし、中には全身に痘疱《とうほう》が広がり、他の症状《しょうじょう》も出て、本当の天然痘《てんねんとう》になって死ぬ人もいました。またそれがもとになって、次つぎに天然痘《てんねんとう》が伝染《でんせん》することもあり、大変危険《きけん》な方法でした。

●メアリー・W・モンタギュー（Lady Mary Wortley Montage）

軽症《けいしょう》の天然痘《てんねんとう》を人から人へ――ジェンナーの実験①

この天然痘接種法《てんねんとうせつしゅほう》について、ジェンナーの行ったあまり知られていない実験がありま す。一七八九年の末から翌年《よくねん》にかけて、グロスター周辺で天然痘《てんねんとう》に似《に》た症状《しょうじょう》の病気がはやりました。ただ、これまでの天然痘《てんねんとう》のように重症《じゅうしょう》にならず、死者も出ませんでした。人びとが初めて出会ったこの病気は、誰《だれ》いうとなく「豚痘《とんとう》」(豚《ぶた》の天然痘《てんねんとう》という意味)とよばれ、あまり恐《おそ》れられることはありませんでした。

ジェンナーは「豚痘《とんとう》」の患者《かんじゃ》を診察《しんさつ》して、この病気が天然痘《てんねんとう》の仲間であり、「天然痘《てんねんとう》の軽症型《けいしょうがた》」であると考えました。とすれば、天然痘《てんねんとう》をうえるより「豚痘《とんとう》」をうえる方が、はるかに安全です。ジェンナーはその年の十二月十七日に、ある「豚痘《とんとう》」患者《かんじゃ》の痘疱《とうほう》からうみをとり、それを長男エドワードと、二人の少女の腕《うで》にうえました。三人とも「豚痘《とんとう》」にかかって痘疱《とうほう》ができ、やがて治りました。この三人に対して、今度は天然痘《てんねんとう》のうみをうえましたが、痘疱《とうほう》はできませんでした。「豚痘《とんとう》」をうえることで、天然痘《てんねんとう》を予防《よぼう》できたのです。

ジェンナーは、後に牛痘種痘法《ぎゅうとうしゅとうほう》についてまとめた論文《ろんぶん》の中で、このときの「豚痘《とんとう》」の流行について「天然痘《てんねんとう》には軽症型《けいしょうがた》もある」とだけ書いています。しかし、なぜか長男エドワードらにしたこの接種《せっしゅ》実験のことにはふれていません。この実験《じっけん》については、グロスター州医師会《いしかい》のヒックス医師《いし》が、医師会報告《いしかいほうこく》の中で、手書きで書きとめているだけです（「豚痘《とんとう》」の流行に関する記録）。

　こんにちでは、天然痘《てんねんとう》には重症《じゅうしょう》となる「大痘瘡《だいとうそう》」のほかに、軽症《けいしょう》で治る「小痘瘡《しょうとうそう》」のあることがわかっています。この二つの病気の原因《げんいん》となるウイルスは、同じウイルスの仲間ですが、少し性質《せいしつ》が異《こと》なります。ヒックス医師《いし》の記録を調べてみると、「豚痘《とんとう》」とよばれた病気が、豚《ぶた》とは関係がなく人の「小痘瘡《しょうとうそう》」をさしたものであることがわかりました。これより前に「小痘瘡《しょうとうそう》」という病気についての報告《ほうこく》はありません。ヒックス医師《いし》の記録と、ジェンナーの短い文章が、「小痘瘡《しょうとうそう》」についての最初の記録となりました。

　この実験は、「小痘瘡《しょうとうそう》」を使った天然痘接種《てんねんとうせっしゅ》の最初の成功例でした。イギリスではこの後にも、「大痘瘡《だいとうそう》」とともに「小痘瘡《しょうとうそう》」も何度か流行しました。

　本来「豚痘《とんとう》」とよばれる、豚《ぶた》に天然痘《てんねんとう》に似《に》た痘疱《とうほう》をおこさせる病気があります。その病原体である「豚痘《とんとう》ウイルス」は、人に感染《かんせん》することはありません。しかし、欧米《おうべい》や日本で出された多くのジェンナー伝記には、「ジェンナーは長男エドワードらに、豚《ぶた》の間で流行した豚痘《とんとう》をうえた」と書かれてきています。

●ヒックス医師（Dr. Hicks）

ジェンナー以前の牛痘《ぎゅうとう》種痘者《しゅとうしゃ》

「乳《ちち》しぼりの娘《むすめ》たちが美しいのは、あばた顔の人がいないからだ。ほとんどの乳《ちち》しぼりの人は牛痘《ぎゅうとう》にかかったことがあるので、天然痘《てんねんとう》にかからないようになったのではないか」という言い伝えをもとに、ジェンナーより前に牛痘種痘《ぎゅうとうしゅとう》をした人がいます。ジェンナーと同じイギリス人で、ブリストルに近い農村に住んでいたベンジャミン・ジェスティという農夫です。彼は一七七四年に、牛痘《ぎゅうとう》のうみを、自分の妻《つま》と二人の息子の腕《うで》にうえました。

しかし、ジェスティは牛痘種痘《ぎゅうとうしゅとう》を医学的な実験として行ったわけではありませんし、その記録も残していません。また有効性《ゆうこうせい》を確《たし》かめるために、その後天然痘《てんねんとう》を妻《つま》と息子にうえてみた、という事実もありません。つまり、科学的な意味で「最初に牛痘種痘法《ぎゅうとうしゅとうほう》の有効性《ゆうこうせい》を確《たし》かめた人」というよりも、「最初に牛痘種痘《ぎゅうとうしゅとう》をためした勇気ある人」としてたたえられる人物ではないでしょうか。ちなみに、ジェスティの墓石《ぼせき》には「最初の牛痘種痘者《ぎゅうとうしゅとうしゃ》」ときざまれています。

●ベンジャミン・ジェスティ（Benjamin Jesty）

人にできた牛痘《ぎゅうとう》を人から人へ――ジェンナーの実験②

「豚痘《とんとう》」とよばれた軽症《けいしょう》の天然痘《てんねんとう》の実験をへて、いよいよジェンナーは、牛痘《ぎゅうとう》の実験にとりかかることになりました。ソドバリーのラドロウ先生のところで聞いた話では、「牛《ぎゅう》痘《とう》にかかった人は、天然痘《てんねんとう》にはかからない」というのが農村の女の人の言葉でした。本当に牛痘《ぎゅうとう》にかかった人は天然痘《てんねんとう》にならないのでしょうか？

その頃《ころ》、甥《おい》のヘンリー・ジェンナーがジェンナーの家に住みこんで、医者としての修《しゅ》業《ぎょう》をしていました。彼は、博物学の良き助手としても活躍《かつやく》していました。そこでヘンリーに協力してもらい、これまでに牛痘《ぎゅうとう》にかかったことがあるという十九人を訪《たず》ね、これらの人に天然痘《てんねんとう》患者《かんじゃ》の痘疱《とうほう》のうみをうえてみました。その結果、すべての人のうえた部分が赤くなるだけで、天然痘《てんねんとう》の痘疱《とうほう》はできませんでした。どうやら牛痘《ぎゅうとう》は本当に天然痘《てんねんとう》を予防《よぼう》するらしいのです。

一七八〇年頃《ごろ》から、さまざまな実験や観察を重ねていたジェンナーは、この調査《ちょうさ》をもとに、以前から考えていた実験を実行する決意をしました。自然に牛痘《ぎゅうとう》にかかるのを待つのではなく、わざと人為的《じんいてき》に牛痘《ぎゅうとう》にかからせてみるのです。

●ヘンリー・ジェンナー（Henry Jenner）

ついにそのときがきました。セアラ・ネルムズという若い乳《ちち》しぼりの女の人の右手のさし傷《きず》に、牛の牛痘《ぎゅうとう》がうつり、痘疱《とうほう》ができたのです。この痘疱《とうほう》のうみをとって、ジェイムズ・フィップスという八歳《さい》くらいの少年の腕《うで》にうえてみました。それは一七九六年五月十四日のことでした。

期待していたように、フィップス少年の皮膚《ひふ》のうえた所に、セアラの手にできたものと同じような牛痘《ぎゅうとう》の痘疱《とうほう》ができました。痘疱《とうほう》は二週間ほどでカサブタとなり、その後自然にはがれ落ちて治りました。では、このようにして牛痘《ぎゅうとう》にかからせた場合でも、この少年の体に、天然痘《てんねんとう》を予防《よぼう》する力ができているのでしょうか。それをためしてみなければなりません。

そこで、ジェンナーは天然痘患者《てんねんとうかんじゃ》からうみをとることのできた七月一日（四十八日後）と、数カ月後の二回にわたって、そのうみをフィップス少年にうえてみました。いずれの場合も、天然痘《てんねんとう》の痘疱《とうほう》はできませんでした。この少年の体に、天然痘《てんねんとう》に対する抵抗力《ていこうりょく》（免疫《めんえき》）ができていたのです。

この実験は、牛痘《ぎゅうとう》が人から人へと伝達できること、そして、このようにわざと人為的《じんいてき》にうえた場合でも、自然に牛痘《ぎゅうとう》にかかったときと同じように、天然痘《てんねんとう》に対する抵抗力《ていこうりょく》が体の

●セアラ・ネルムズ（Sarah Nelmes）
●ジェイムズ・フィップス（James Phipps）

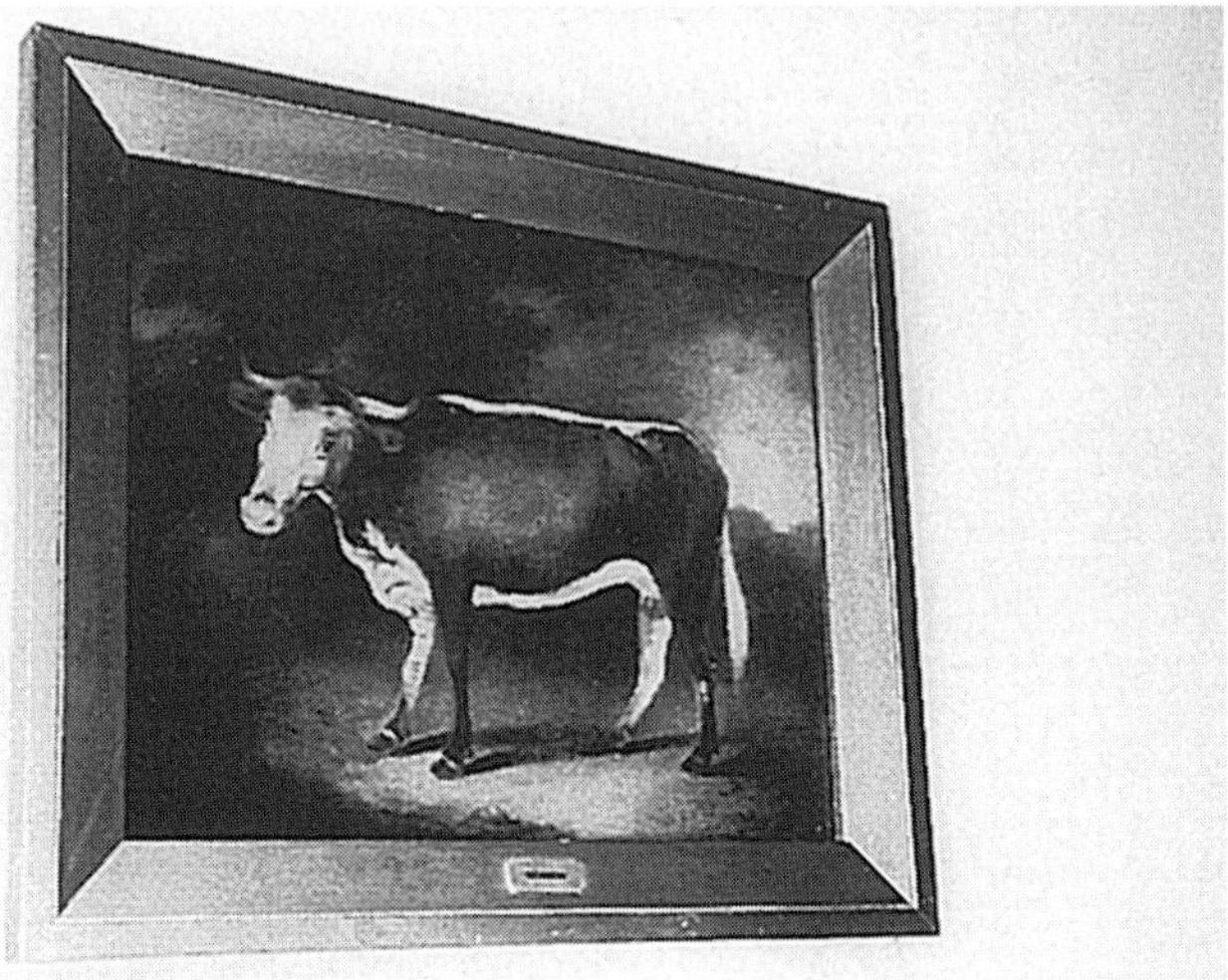

セアラに牛痘をうつしたブラッサムの絵

中にできることを証明《しょうめい》した、最初の例となったのです。ジェンナーは、この実験の成功に自信をつけて、次の観察と実験にとりくむことになります。

この歴史的な実験で、乳《ちち》しぼりのセアラの右手に牛痘《ぎゅうとう》をうつしたのは、「ブラッサム（花）」という名前の牝牛《めうし》でした。牛痘種痘法《ぎゅうとうしゅとうほう》の開発というみごとな花をさかせたブラッサムの絵は、今でもバークレイのジェンナー博物館に飾《かざ》られています。

牛にできた牛痘《ぎゅうとう》を牛から人へ、そしてまた人へ——ジェンナーの実験③

フィップス少年の実験の翌年《よくねん》、二つの牧場

●ブラッサム（Blossom）

で、牛の間に牛痘《ぎゅうとう》の流行がおこりました。これらの牧場で乳《ち》しぼりをしていた人たちも、牛痘《ぎゅうとう》にかかりました。しかしよく調べてみると、牛痘《ぎゅうとう》にかかった人は皆《みな》、それまで天然《てんねん》痘《とう》にかかったことのない人たちでした。天然痘《てんねんとう》にかかったことのある人は、牛痘《ぎゅうとう》にまったくかからないか、かかっても非常《ひじょう》に軽くすみました。このことは、人が天然痘《てんねんとう》にかかると、逆《ぎゃく》に牛痘《ぎゅうとう》に対する抵抗力《ていこうりょく》(免疫《めんえき》)がつくられることを示《しめ》しています。

このようにジェンナーは、たくさんの人に会って調査《ちょうさ》し、綿密《めんみつ》な観察を続け、天然痘《てんねんとう》と牛痘《ぎゅうとう》の二つの病気は、おたがいに関連を持っていることを明らかにしました。

自然に牛から人にうつった牛痘《ぎゅうとう》のうみをうえて牛痘《ぎゅうとう》に感染《かんせん》した人は、その後天然痘《てんねんとう》にはかからない。しかもそのうみを、人から人へうえついでいけることがわかりました。では、直接《ちょくせつ》牛からとった牛痘《ぎゅうとう》のうみを人にうえて、牛痘《ぎゅうとう》にかからせることはできるのでしょうか?

ジェンナーはその翌年《よくねん》の一七九八年三月十六日に、今度は牛にできた牛痘《ぎゅうとう》のうみをとって、五歳《さい》半になる少年にうえてみました。そしてそれがつくことを確《たし》かめました。それまでジェンナーが実験に使ったうみは、すべて人が自然にかかった牛痘《ぎゅうとう》のうみでした。今度は直接《ちょくせつ》、牛の牛痘《ぎゅうとう》のうみをうえ、人を牛痘《ぎゅうとう》にかからせることができました。牛の牛痘《ぎゅうとう》が人につくという事実を、初めて実験的に証明《しょうめい》したのです。

さらに、ジェンナーは、この少年にできた牛痘《ぎゅうとう》のうみをとって他の人にうえ、そしてその人にできた牛痘《ぎゅうとう》のうみをとってまた次の人へと、人から人へのうえつぎを五代、つまり五回もくりかえしました。そして、全員が治ったあとで、最初の少年と二代目、五代目の少年にも、今度は天然痘《てんねんとう》をうえてみましたが、誰《だれ》も天然痘《てんねんとう》にかからなかったことを確《たし》かめています。

受けつけられなかった最初の論文《ろんぶん》

このようにジェンナーは、天然痘《てんねんとう》を予防《よぼう》するために牛痘種痘法《ぎゅうとうしゅとうほう》が有効《ゆうこう》であることを、いろいろな角度から検討《けんとう》し、立証《りっしょう》しました。それにもとづいて、二十年以上におよぶ観察と実験の結果を論文《ろんぶん》にまとめ、王立協会に出版《しゅっぱん》を頼《たの》みました。

ジェンナーはその十年前の一七八八年に、カッコウの産卵《さんらん》についてのすぐれた論文《ろんぶん》を王立協会に提出《ていしゅつ》して認《みと》められ、出版《しゅっぱん》されました。その内容《ないよう》は高く評価《ひょうか》されて、一七八九年には名誉《めいよ》ある王立協会の会員になりました。しかし、今度の牛痘《ぎゅうとう》による天然痘予防《てんねんとうよぼう》の論文《ろんぶん》は、あまりにもとっぴな内容《ないよう》であるとされて、受けつけられませんでした。やむなくジェンナーは、一七九八年に自費出版《じひしゅっぱん》しました。

この論文《ろんぶん》には「イギリスの西部のいくつかの州、特にグロスター州で見出《みいだ》され、牛痘《ぎゅうとう》という名前で知られている病気、すなわち牝牛《めうし》の天然痘《てんねんとう》の原因《げんいん》と効果《こうか》に関する調査《ちょうさ》――An inquiry into the causes and effects of the variolae vaccinae, a disease discovered in some of the western countries of England, particularly Gloucestershire, and known by the name of the cow pox.――」という大変長い題名がつけられています。全部で七十五ページのこの論文《ろんぶん》は、手や腕《うで》にできた牛痘《ぎゅうとう》の痘疱《とうほう》のさし絵もつけられ、産業革命《さんぎょうかくめい》の頃《ころ》のイギリスの、高い印刷技術《いんさつぎじゅつ》がしのばれる美しい本です。

ジェンナーの牛痘種痘法《ぎゅうとうしゅとうほう》をもとに、その後病原体が発見され、ワクチンが開発され、「免疫《めんえき》」という体のしくみが明らかにされてゆくことになります。ジェンナーのこの論文《ろんぶん》は、「微生物学《びせいぶつがく》」や「免疫学《めんえきがく》」の原典ともいえるものです。

王立協会は、正式には「自然についての知識《ちしき》を向上するためのロンドン王立協会――The Royal Society of London for Improving Natural Knowledge――」という名の、イ

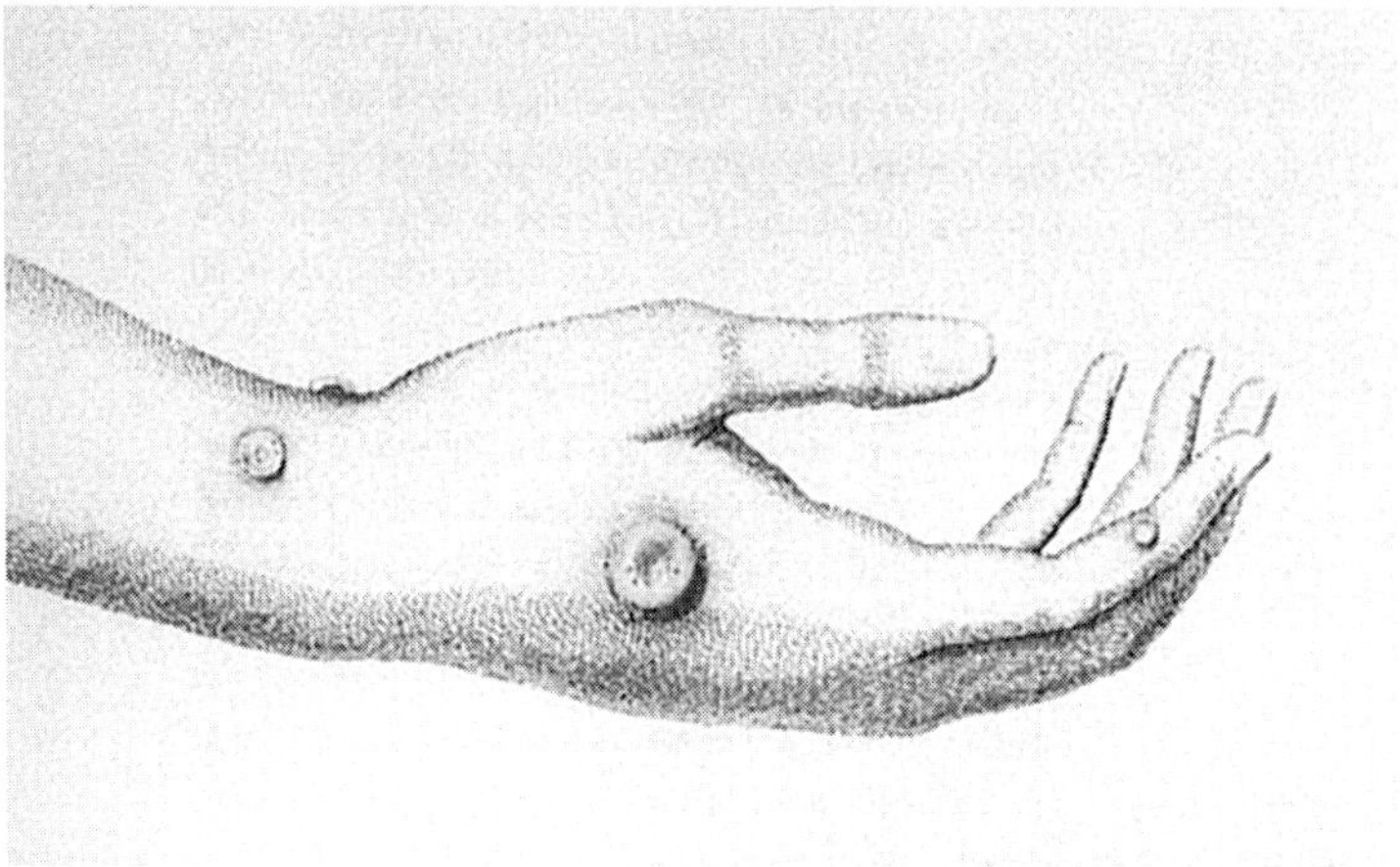

セアラの右手にできた痘疱のさし絵（ジェンナーの最初の論文より）

ギリスで最も古く、権威《けんい》のある学術《がくじゅつ》団体です。イギリス国王にも認《みと》められた団体で、万有引力の原理を発見したアイザック・ニュートンは、一七〇三年から一七二七年にいたる間会長をつとめています。現在《げんざい》でも王立協会の会員になること

INQUIRY

THE CAUSES AND EFFECTS

THE VARIOLÆ VACCINÆ,

A DISEASE

GLOUCESTERSHIRE,

THE COW POX.

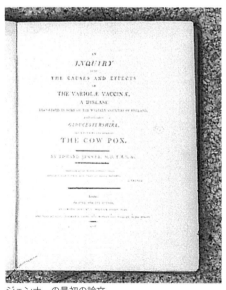

ジェンナーの最初の論文

●アイザック・ニュートン（Isaac Newton）

は、イギリスの科学者にとって、最も名誉《めいよ》なことです。

ジェンナーの論文《ろんぶん》は、現代医学《げんだい》から見ても大変すぐれたものでした。しかし人の病気と牛の病気が関連している、とするジェンナーの研究は、当時の人たちにとって、すんなりとは受け入れられない内容《ないよう》だったようです。最高の知識《ちしき》を持つ学者たちが集まった王立協会でさえも、出版《しゅっぱん》を拒否《きょひ》したのでした。牛痘《ぎゅうとう》をうえると、牛になって頭に角がはえるといううわさがささやかれ、風刺画《ふうしが》まで出されました。

十八世紀の末には、まだ細菌《さいきん》やウイルスの存在《そんざい》すら、わかっていませんでした。手術《しゅじゅつ》のときの消毒が行われるようになったのは、十九世紀もなかば過《す》ぎになってからのことです。うえた皮膚《ひふ》が化膿《かのう》しないように、種痘《しゅとう》用具を熱や薬によって滅菌《めっきん》消毒したり、接種《せっしゅ》する皮膚《ひふ》を消毒することなども、まだ行われていませんでした。消毒しない道具を使うことで、前にうえた人がかかっていた他の病気の病原菌《びょうげんきん》（梅毒菌《ばいどくきん》、化膿菌《かのうきん》など）を、次の人にうつしてしまうこともあったでしょう。

牛痘《ぎゅうとう》を牛から人へ、そして人から人へとうえついでゆく途中《とちゅう》で、天然痘《てんねんとう》ウイルスがまじって、思わぬ病状《びょうじょう》がおこったり、命をおとすこともあったと思われます。たまたまこの

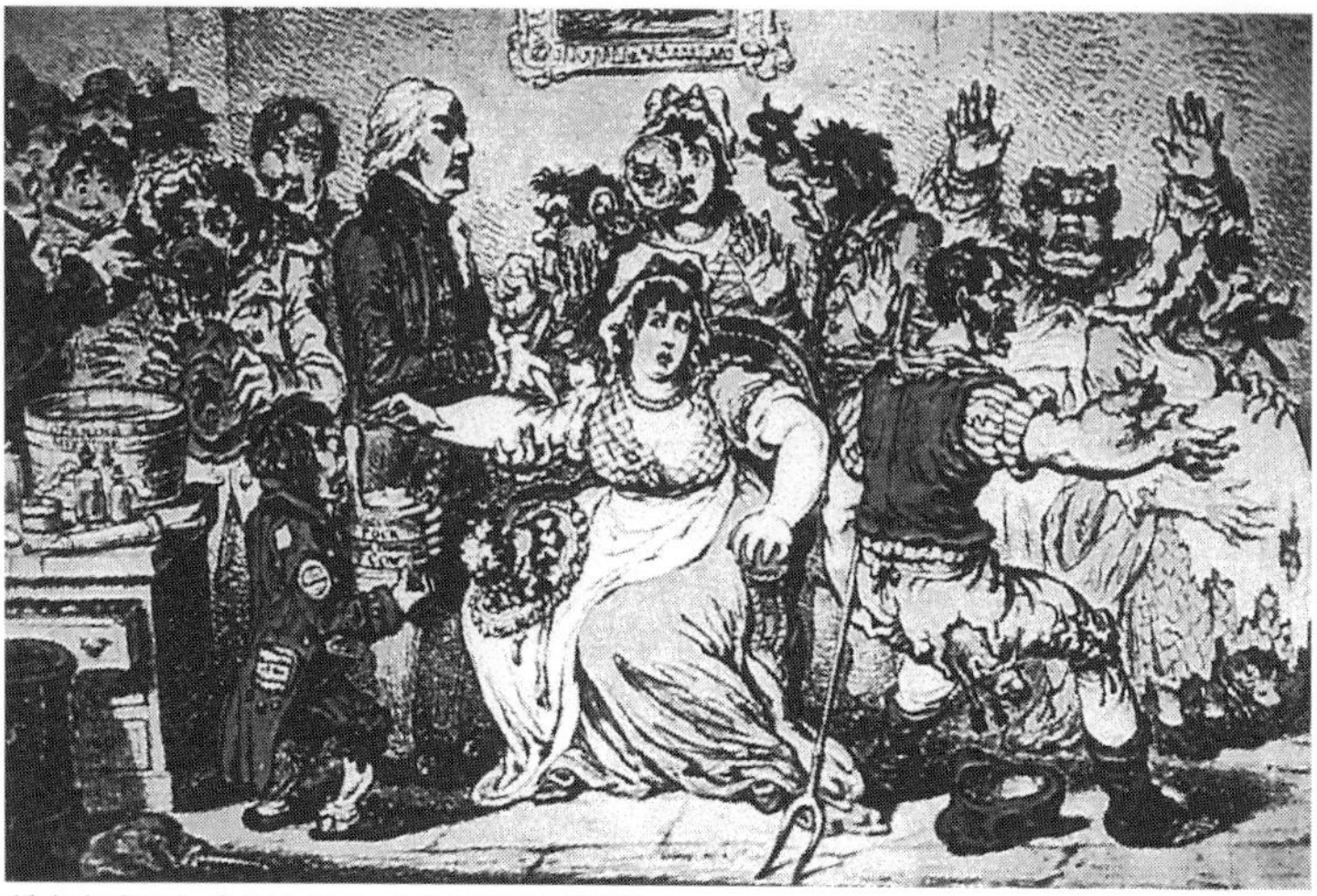

種痘をすると牛になる！（イギリスの戯画）

ような材料を使って種痘《しゅとう》をした医師《いし》たちは、種《しゅ》痘《とう》そのものがまちがっていると決めつけ、危険《きけん》な方法として非難《ひなん》したりしました。逆《ぎゃく》に、牛に痘疱《とうほう》をおこすようなウイルスは、牛痘《ぎゅうとう》ウイルスだけではないので、別のウイルス（パラワクチニアウイルス、にせ牛痘《ぎゅうとう》ウイルスともいう）をうえて、予防効果《よぼうこうか》がなかったと批判《ひはん》されたこともあります。

ジェンナーは、このような事故《じこ》をさけるために翌《よく》一七九九年、注意すべきことを書いた論文《ろんぶん》も発表しました。しかし、当時の医師《いし》たちが、ジェンナーのように注意深く種痘《しゅとう》を実行したとは限《かぎ》りません。こうした当時の医学の限界《げんかい》もありました。

でも、牛痘種痘法《ぎゅうとうしゅとうほう》が大変有効《ゆうこう》な方法であることはだんだん知られるようになり、天然痘《てんねんとう》そのものをうえるより、はるかに安全であることが認《みと》められてゆきました。ジェンナーの論文《ろんぶん》が出版《しゅっぱん》されてから四年後の一八〇二年、イギリスの国会はジェンナーの功績《こうせき》を認《みと》め、一万ポンドの賞金を贈《おく》りました。その五年後には、二万ポンドの賞金も贈《おく》っています。当時の一ポンドは、現在《げんざい》の二十五倍にあたるそうです。とすると合計三万ポンドは現在《げんざい》の七十五万ポンド（約一億円）になります。ジェンナーのなしとげたことを、イギリス政府が高く評価《ひょうか》したことがわかります。

この後一八〇一年に書いた論文《ろんぶん》の最後で、ジェンナーは「種痘《しゅとう》をどんどん広めてゆけば、やがて世界から天然痘《てんねんとう》が根絶《こんぜつ》されるであろう」と予言《よげん》しています。

種痘《しゅとう》の聖堂《せいどう》

牛痘種痘法《ぎゅうとうしゅとうほう》はまずイギリス国内で広まるとともに、イタリア、ドイツ、ポーランド、ロシアなどにも伝わり、広い地域《ちいき》で行われるようになりました。ジェンナーは、牛痘《ぎゅうとう》の痘《とう》疱《ほう》のうみを乾燥《かんそう》させると、約三カ月にもわたってその効力《こうりょく》を保《たも》つことができることに気づき、この方法で種痘《しゅとう》の材料を諸《しょ》外国に送り出しました。アメリカのジェファーソン大統《だいとう》

○種痘の聖堂（Temple of Vaccinia）

領《りょう》にも送っています。

こうしてジェンナーは数々の栄誉《えいよ》につつまれるようになりましたが、決してそれにおごることなくバークレイにとどまり、多くの人びとに種痘《しゅとう》し続けました。

ジェンナーは一七八五年、三十六歳《さい》のとき教会のそばに家を買い、一八二三年、七十三歳《さい》でなくなるまでそこで生涯《しょうがい》を過《す》ごしました。その家の庭の片隅《かたすみ》には、小さなわらぶき屋根の小屋があります。この小屋《こや》でジェンナーは、貧《まず》しい人びとに無料で種痘《しゅとう》を行いました。たくさんの命を救ったこの小屋は、「種痘《しゅとう》の聖堂《せいどう》」とよばれ、今でも当時のおもかげを伝えています。

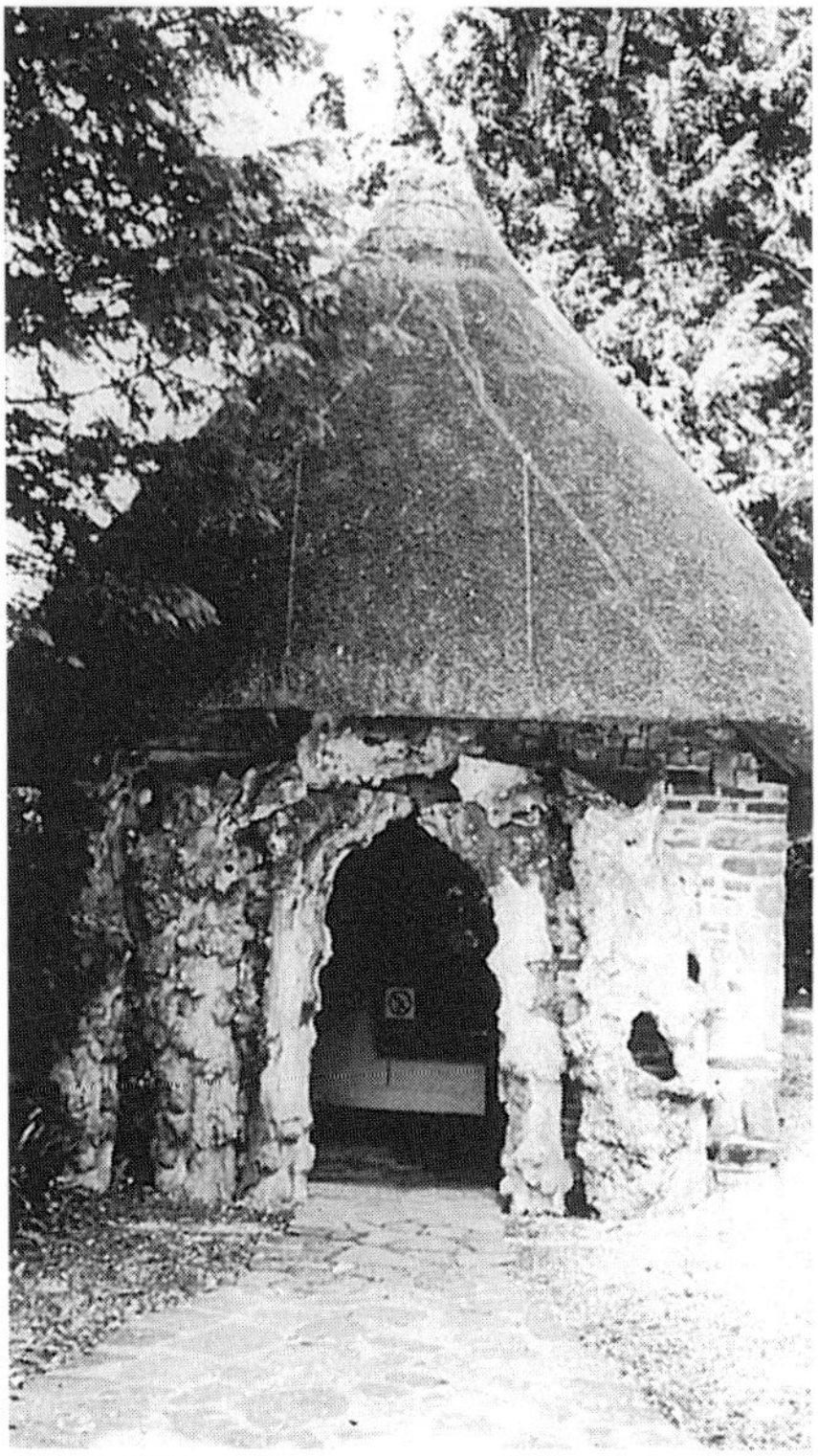
種痘の聖堂

なお、ジェンナーには三人の子どもがありました。長男のエドワードには十カ月のときに天然痘《てんねんとう》の軽症型《けいしょうがた》（小痘瘡《しょうとうそう》）の材

●エドワード・ジェンナー（長男 Edward Jenner）
●ロバート・ジェンナー（次男 Robert Jenner）
●キャサリン・ジェンナー（長女 Catherine Jenner）

料をうえ（ジェンナーの実験《じっけん》①）、次男のロバートには十一カ月のときに、少女の牛痘《ぎゅうとう》をうえました（論文《ろんぶん》中に第二十二例としてあげている）。しかし、このときは運悪くつきませんでした。やむなくロバートには天然痘《てんねんとう》をうえています（トルコ式天然痘接種法《しきてんねんとうせっしゅほう》）。ジェンナーは娘《むすめ》のキャサリンにも天然痘接種《てんねんとうせっしゅ》をしたそうです。つまり、自分の三人の子どもにはすべて、牛痘《ぎゅうとう》ではなく、天然痘《てんねんとう》をうえたことになります。十八世紀のイギリスでは、天《てん》然痘《ねんとう》は毎年のように発生していました。しかし、それに比《くら》べて、種痘《しゅとう》の材料となる牛痘《ぎゅうとう》の流行は、それほどひんぱんにあったわけではなかったようです。

ジェンナーのワクチンを最初に受けた少年は誰《だれ》?

第二次世界大戦以前、日本ほどジェンナーの名前が知られている国はありませんでした。それは小学校の「修身《しゅうしん》」という道徳《どうとく》の国定教科書に、ジェンナーの牛痘種痘法《ぎゅうとうしゅとうほう》の開発をたたえる文章がのっていたからです。

皆《みな》さんのひいおじいさんや、ひいおばあさんに、「ジェンナーってどんな人?」と聞いてみれば、「ジェンナーは、まず自分の子どもに種痘《しゅとう》をしたえらい人」と教えてくれるかもしれません。

戦前の国定教科書は、五回発行（明治《めいじ》三七年と四三年、大正《たいしょう》七年、昭和《しょうわ》九年と一六年）されました。どれにもジェンナーがとりあげられ、人びとの批判《ひはん》にもめげず、かたい志《こころざし》で牛痘種痘法《ぎゅうとうしゅとうほう》の開発実験《じっけん》にとりくんだことが書かれています。ただ、明治《めいじ》四十三年発行の教科書から、「まず自分の子に牛痘《ぎゅうとう》をうえてみた上……」という誤《あやま》った内容《ないよう》となりました。

ジェンナーが最初に牛痘《ぎゅうとう》をうえたのは、自分の子どもではなく、およそ八歳《さい》のジェイムズ・フィップス少年でした。そして、これより七年前に自分の子、エドワードらに接種《せっしゅ》したのは、当時「豚痘《とんとう》」とよばれていた軽症《けいしょう》の天然痘《てんねんとう》の材料でした。このような事実が混同《こんどう》されて伝わり、日本独特《どくとく》のジェンナー伝記となったのかもしれません。また、その頃《ころ》の日本人が、「かわいい自分の子どもを実験台にして」、といった自己犠牲的《じこぎせいてき》な美談として受け入れたともいえます。

ジェンナーがそのような美談の主人公でなくとも、その功績《こうせき》の偉大《いだい》さに変わりはありません。

分の子に牛痘をうゑてみた上、書物に書いてせけんの人に知らせました。ジェンナーはその後もいろ〳〵とわる口をいはれましたが、ます〳〵志を堅くしてけんきゆうをつゞけてゐました。そのうちに種痘が人だすけの

三十六

よい法であると知れて、ひろくせけんにおこなはれるやうになりました。今では我等もそのおかげをかうむつて居るのでございます。

第十六　仕事《しごと》にはげめ

圓山應擧は毎日京都の祇園《ぎをん》社へ行つて、多くの雞の遊ぶ有様をぢつと見てゐたので、人々がばかものではないかと思ひました。こんなにして一年もたつて、ついたてに雞の繪をかいたら、生きてゐるやうにできました。そのつ

三十七

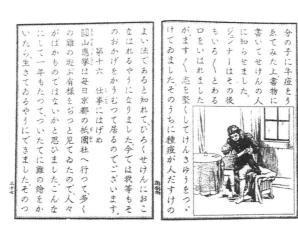

尋常小学校教科書（大正９年発行）

イタリアにある有名なジェンナーの大理石像《ぞう》の台座には、「ジェンナーが息子に種痘《しゅとう》している像《ぞう》」という説明がつけられていました（97ページ参照）。この説明が、「ジェンナーはまず自分の子に牛《ぎゅう》痘《とう》をうえた」という伝説の背景《はいけい》の一つとなっていたのかもしれません。

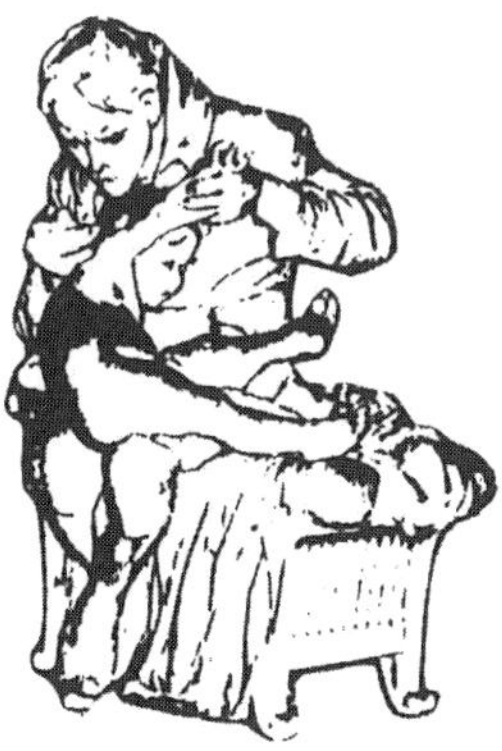

天然痘根絶《てんねんとうこんぜつ》まで使われてきた天然痘予防《てんねんとうよぼう》ワクチンのウイルスは、ワクチニアウイルスだけです。しかしジェンナーの時代に種痘《しゅとう》に使われたのは、どちらのウイルスだったのでしょうか？この謎《なぞ》については、現代《げんだい》ウイルス学より次のように推定《すいてい》されます。

「ジェンナーの時代には、牛痘《ぎゅうとう》の病原体は主として牛痘《ぎゅうとう》ウイルス、グリースの病原体は主としてワクチニアウイルスだった。しかし、どちらのウイルスも牛や馬にうつり、同じような症状《しょうじょう》をもたらした。天然痘予防《てんねんとうよぼう》ワクチンには、この２つが区別されずに使われてきたが、しだいにワクチニアウイルスが優位《ゆうい》になっていった。ワクチニアウイルスの方がふえやすい、あるいは動物にうつりやすいなどの原因があったのだろう」

ジェンナーの時代に記録されている天然痘《てんねんとう》に関連した病気と、現代《げんだい》のウイルス学から推定《すいてい》したその病原《びょうげん》ウイルスを、表にまとめました。

表：ジェンナー時代の天然痘に関連した病気とその病原ウイルス

病名（日本語）	原因ウイルス名（日本語）
Small-pox, Variola （天然痘、痘疱、人痘、痘瘡）	Variola major virus （大痘瘡ウイルス）
Cow pox, Variolae Vaccinae （牛痘、牛の天然痘）	Cowpox virus（牛痘ウイルス） または Vaccinia virus（ワクチニアウイルス）
Grease, Sore heels （グリース、馬痘 *）	Vaccinia virus（ワクチニアウイルス） または Cowpox virus（牛痘ウイルス）
Swine-pox, Pig-pox （豚痘、小痘瘡 *）	Variola minor virus （小痘瘡ウイルス）

※現代ウイルス学から推定される病名

ウイルスをめぐる謎《なぞ》——ジェンナーが使ったウイルスは何？

ジェンナーは、人の天然痘《てんねんとう》には軽症型《けいしょうがた》（小痘瘡《しょうとうそう》）があることや、人間の天然痘《てんねんとう》と牛の天然痘《てんねんとう》（牛痘《ぎゅうとう》）との関係を明らかにしました。さらに牛痘《ぎゅうとう》と馬のグリース（おそらく馬の天然痘《てんねんとう》＝馬痘《ばとう》）との関連も、論文《ろんぶん》に発表しています。

ジェンナーは牛の間に牛痘《ぎゅうとう》が流行する前に、しばしば馬の間でグリース（馬痘《ばとう》）が流行することを観察しています。この病気にかかった馬は、牛痘《ぎゅうとう》に似《に》た症状《しょうじょう》になります。グリースは人にもうつり、牛痘《ぎゅうとう》と同じような痘疱《とうほう》もできます。そしてそれが治った後で天然痘《てんねんとう》をうえ、その人が天然痘《てんねんとう》にかからなかったことも確《たし》かめています。

ジェンナーは、グリースの病原体《びょうげんたい》は牛痘《ぎゅうとう》の病原体《びょうげんたい》のもとであると考えていました。しかし種痘《しゅとう》に直接《ちょくせつ》グリースを使うのではなく、馬から牛にうつった牛痘《ぎゅうとう》のうみを種痘《しゅとう》の材料とした方が、確実《かくじつ》な効果《こうか》が得られるとしています。

馬の飼育環境《しいくかんきょう》が良くなって、18 ～ 19 世紀に流行していたグリースは世界から姿《すがた》を消しました。今となっては、その病原体のウイルスが何であるか確認《かくにん》できません。しかし現代《げんだい》のウイルス学からみると、牛痘《ぎゅうとう》の病原体として２種類のウイルスがあったと思われます。それば**牛痘《ぎゅうとう》ウイルス**（cowpox virus）と**ワクチニアウイルス**（vaccinia virus）です。グリースの病原体もおそらくこれら２種類のウイルスのどちらかであったろうと考えられます。

5

ジェンナーと博物学

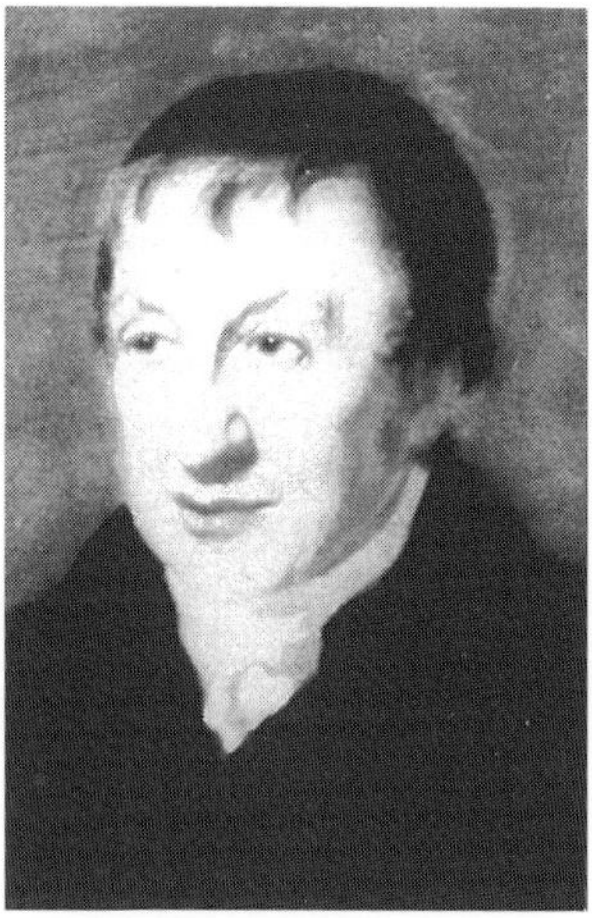
ジェンナー晩年の肖像

観察力・忍耐《にんたい》力・行動力

ジェンナーはハンター先生の影響《えいきょう》も受けて、趣味《しゅみ》の博物学にもすぐれた業績《ぎょうせき》をあげています。

一七八八年に王立協会に発表した論文《ろんぶん》は、カッコウが他の鳥の巣に卵《たまご》を生みつけて、その鳥に卵《たまご》をかえさせ、育てさせるだけでなく、かえったヒナがそこにある卵《たまご》を巣の外に押しだすことまで観察したものでした。この論文《ろんぶん》は高い評価《ひょうか》を得て、ジェンナーは翌年《よくねん》には王立協会員に選ばれました。

また針《はり》ネズミは体温がさがると眠り始める、という冬眠に関する報告《ほうこく》もあります。

ジェンナーの深く広い博物学の知識《ちしき》は、世界中からたくさんの博物学資料を持ち帰り、人類に貢献《こうけん》したクック船長に見こまれたほどのものでした。そして事実、博物学者としても、たくさんの立派《りっぱ》な評価《ひょうか》を受けているのです。

ジェンナーの博物学者としてのすぐれた観察眼と忍耐《にんたい》力、そして医師《いし》としての行動力が、牛痘種痘法《ぎゅうとうしゅとうほう》の有効性《ゆうこうせい》をみごとに証明《しょうめい》したといえるでしょう。

年老いてからのジェンナーは、渡《わた》り鳥の観察にもとりくみ、色々な鳥が、冬になると海のかなたに去り、同じ鳥が夏には再《ふたた》び同じ場所に繁殖《はんしょく》のために帰ってくることを見出《みいだ》しました。この論文《ろんぶん》は彼がなくなったあとで、甥《おい》のヘンリーによって発表されました。

ジェンナーの晩年《ばんねん》――フィップス少年に家を贈《おく》る

牛痘種痘法《ぎゅうとうしゅとうほう》の開発者として、ジェンナーには、外国からも賞賛《しょうさん》がよせられました。フランスの皇帝《こうてい》ナポレオンは、当時イギリスとは戦争状態《じょうたい》にあったにもかかわらず、一八〇四年にジェンナーに勲章《くんしょう》を贈《おく》り、その業績《ぎょうせき》をたたえました。そして全軍に命じて種《しゅ》痘《とう》を行ったそうです。

ジェンナーは数かずの栄光につつまれ、多くの人々から尊敬《そんけい》されましたが、最初の実験に協力してくれたフィップス少年のことは、決して忘れませんでした。少年が大人になってから、家を贈《おく》っています。バークレイに残るその家は、筆者が訪《おとず》れた一九七一年には、(旧)ジェンナー博物館として使われていました。ジェンナーとフィップス少年が、人間的な絆《きずな》で結ばれていたことがわかります。

ジェンナーはかつて父が牧師《ぼくし》をつとめた教会のそばの家で、妻《つま》キャサリンと三人の子どもに恵《めぐ》まれ、研究に没頭《ぼっとう》し、生涯《しょうがい》を医療《いりょう》にささげました。一七八六年には往診《おうしん》の途中《とちゅう》で吹雪《ふぶき》にあい、凍死寸前《とうしすんぜん》になったという記録もあります。「軽症《けいしょう》の天然痘《てんねんとう》」をうえることで天然痘《てんねんとう》から守った長男エドワードは、一八一〇年、二十一歳《さい》のとき、結核《けっかく》でなくなっています。ジェンナーはエドワードのことを思い出しては友人に語り、涙《なみだ》にくれていたそうです。その五年後には愛する妻《つま》キャサリンもなくなりました。家族に次つぎに先立たれたジェンナーは、さびしい生活を送ったようです。

一八二三年一月二十四日、ジェンナーは脳出血《のうしゅっけつ》でたおれて意識不明《いしきふめい》となり、二十六日早朝、七十三歳《さい》でその生涯《しょうがい》を閉《と》じました。バークレイ教会の大きなステンドグラスの下、

●キャサリン・ジェンナー（Catherine Jenner）

祭壇《さいだん》脇《わき》の床《ゆか》にジェンナー一家の墓碑《ぼひ》があります。ジェンナーと彼の両親、妻《つま》キャサリン、長男エドワードの名がそこにきざまれています。

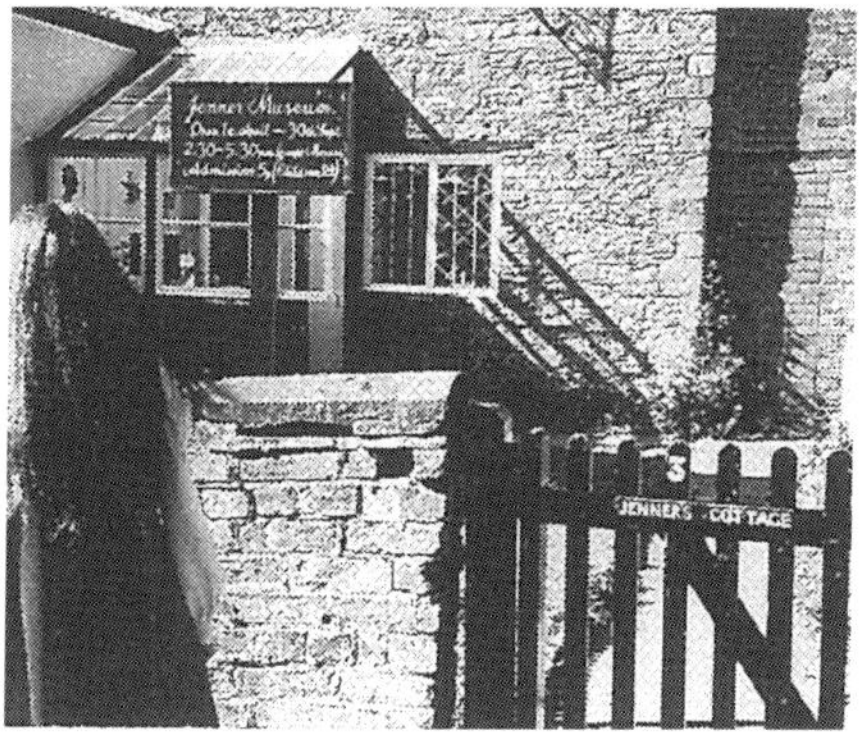

フィップス少年に贈った家

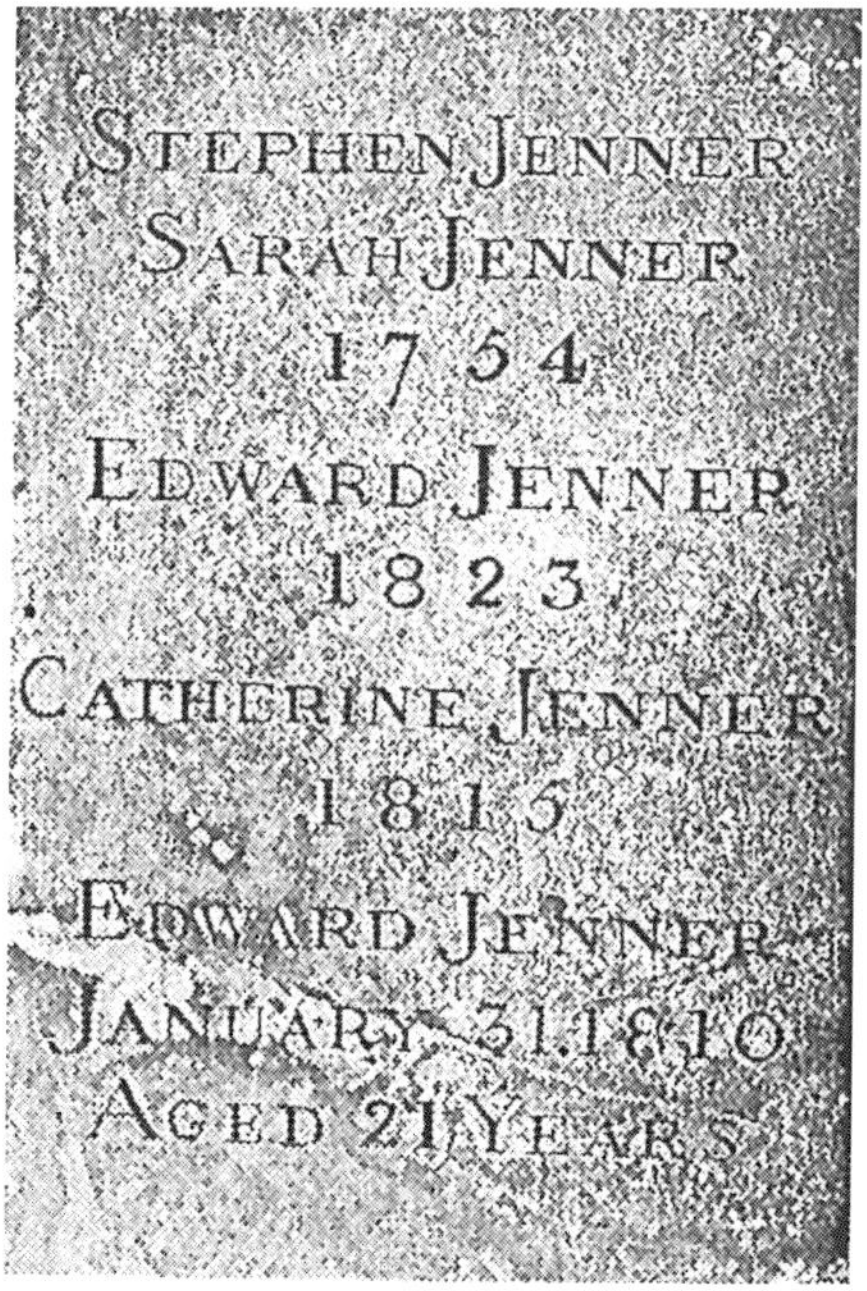

ジェンナー一家の墓碑

6 日本での天然《てんねん》痘《とう》対策《たいさく》

牛痘種痘法《ぎゅうとうしゅとうほう》の伝来

日本には江戸時代の一六五三年（承応《じょうおう》二）頃《ごろ》、中国から天然痘接種法《てんねんとうせっしゅほう》が伝わりました。一七九五年（寛政《かんせい》七）には、筑前《ちくぜん》（福岡県）秋月藩《あきづきはん》の医師《いし》緒方春朔《おがたしゅんさく》が、天然痘《てんねんとう》のカサブタを粉にして鼻からふきこむ方法（鼻乾苗法《はなかんびょうほう》）を行った記録があります。ジェンナーが牛痘種痘法《ぎゅうとうしゅとうほう》を開発する一年前のことです。春朔《しゅんさく》はその後、天然痘《てんねんとう》のうみを皮膚《ひふ》にぬり、その部位に傷《きず》をつけて感染《かんせん》させる方法（トルコ式天然痘接種法《てんねんとうせっしゅほう》）も学んで、わが国で最初に天然痘接種法《てんねんとうせっしゅほう》を伝える『種痘《しゅとう》必順弁《ひつじゅんべん》』という本にまとめました。

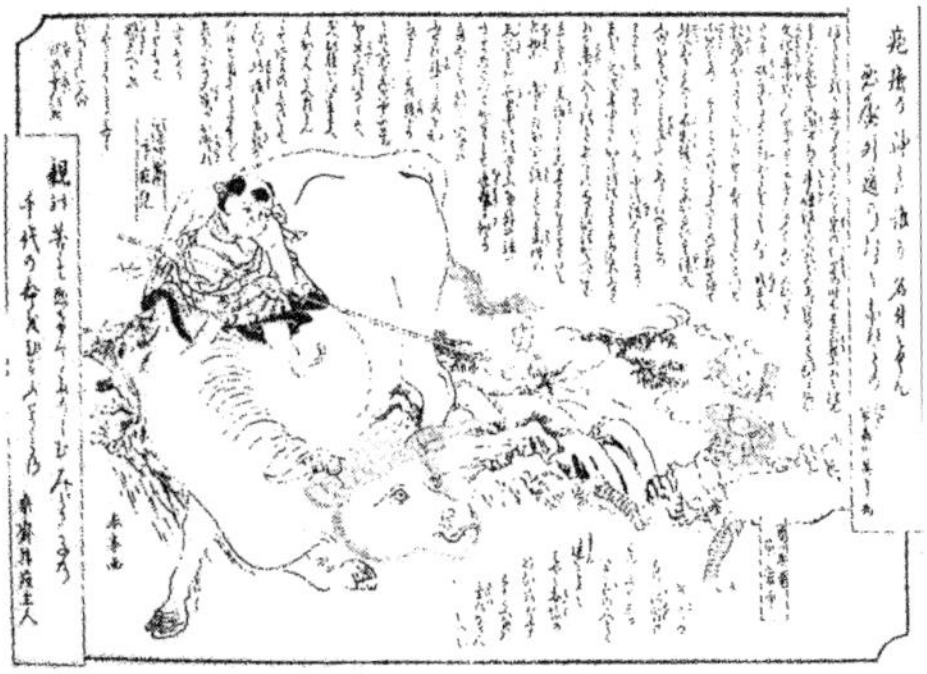

種痘をすすめる引きふだ（嘉永３年）

一八三〇年（文政《ぶんせい》一三）、肥前《ひぜん》（長崎県）大村藩《おおむらはん》の医師《いし》長与俊達《ながよしゅんたつ》は、人里はなれた古田《ふるた》山《やま》に種痘所《しゅとうじょ》をもうけ、トルコ式天然痘接種法《てんねんとうせっしゅほう》を行いました。

■カサブタワクチンの輸入《ゆにゅう》

日本では、中国から伝わった医療《いりょう》を行う医師《いし》は漢方医《かんぽうい》、西洋医学をもとにした医療《いりょう》を行う医師《いし》は蘭方医《らんぽうい》とよばれていました。鎖国《さこく》をしていた江戸時代の日本では、蘭方医《らんぽうい》は長崎のオランダ商館にやってくる医師《いし》たちから、西洋の最新医療《いりょう》を学んでいました。

一八二三年（文政《ぶんせい》六、ジェンナー死去の年）にドイツ人の医師《いし》で博物学者でもあったシーボルトが、オランダ商館の医官として長崎にやってきました。彼《かれ》は鳴滝塾《なるたきじゅく》を開いて、高野《たかの》長英《ちょうえい》らたくさんの日本人に、自然科学と西洋医学を教えました。牛痘種痘法《ぎゅうとうしゅとうほう》のことも伝え、何回か牛痘《ぎゅうとう》の材料（牛痘《ぎゅうとう》のうみ＝痘苗《とうびょう》）を輸入《ゆにゅう》しようとしましたが、成功しませんでした。

一八四八年（嘉永元《かえい》）に来日したオランダ商館の医師《いし》モーニケ（ドイツ人）も、牛痘《ぎゅうとう》の痘苗《とうびょう》を持ってきましたが、人にうえてもつきませんでした。その頃《ころ》には、ジェンナーの牛《ぎゅう》

●シーボルト（Philipp Franz von Siebold）
●モーニケ（Otto Gottlieb Johann Mohnike）

痘種痘法《とうしゅとうほう》のすばらしい効果《こうか》が、蘭方医《らんぽうい》の間で知られるようになっていました。佐賀（佐賀県）藩主鍋島直正《はんしゅなべしまなおまさ》（閑叟《かんそう》）は、江戸の蘭方医伊東玄朴《らんぽういいとうげんぼく》のすすめで、長崎に住んでいた佐賀藩《はん》の医師《いし》、楢林宗建《ならばやしそうけん》に、オランダ商館の医師《いし》から、牛痘《ぎゅうとう》の痘苗《とうびょう》を手に入れることを命じていました。そこで、宗建《そうけん》は、牛痘《ぎゅうとう》のうみではなく、痘疱《とうほう》のカサブタを輸入《ゆにゅう》することを提《てい》案《あん》しました。

一八四九年（嘉永《かえい》二）の夏、牛痘《ぎゅうとう》のカサブタがバタヴィア（インドネシアのジャカルタ）から長崎のモーニケに届《とど》けられました。モーニケは、そのカサブタを三人の子どもにうえ、宗建《そうけん》の三男建三郎《けんざぶろう》にだけつきました。宗建《そうけん》の提案《ていあん》がみごとに成功し、はるか海をこえて運ばれて来た痘苗《とうびょう》が、ついに日本の子どもの腕《うで》についたのです。その痘苗《とうびょう》は次つぎとうえつがれてゆき、年末までには、日本の国内に広く、おどろくばかりの早さで伝わってゆきました。

びんに入れた痘疱《とうほう》のカサブタが、長崎から京都の医師日野鼎哉《いしひのていさい》のもとに届《とど》けられたのは、九月十九日のことでした。

同じ頃《ころ》、越前《えちぜん》（福井県）藩主松平慶永《はんしゅまつだいらよしなが》（春嶽《しゅんがく》）も、痘苗《とうびょう》の輸入《ゆにゅう》に力を注いでいました。

鼎哉《ていさい》のもとに届《とど》けられた痘疱《とうほう》のカサブタも越前藩《えちぜんはん》用のものでした。慶永《よしなが》の命《めい》を受けた医師《いし》笠原良策《かさはらりようさく》は、京都に行き、良策《りようさく》の先生であった鼎哉《ていさい》とともに種痘《しゆとう》活動をすすめました。

種痘所《しゆとうじよ》から始まった日本の医学校

その頃《ころ》大阪では、医師緒方洪庵《いしおがたこうあん》が「適塾《てきじゆく》」を開き、たくさんの若者に医学をはじめとした西洋の学問（蘭学《らんがく》）を教えていました。洪庵《こうあん》は医学書の翻訳《ほんやく》もし、コレラや天然痘《てんねんとう》に苦しむ人びとを助けるために、大変活躍《かつやく》した人です。洪庵《こうあん》は京都に、鼎哉《ていさい》とともに種痘《しゆとう》活動をすすめていた良策《りようさく》を訪《たず》ね、越前藩《えちぜんはん》用の痘苗《とうびよう》を分けてもらうことを願い出ました。良策《りようさく》は、福井に持ち帰る痘苗《とうびよう》が、種《たね》切れになる場合もあると考え、洪庵《こうあん》の願いを受け入れました。

十一月七日、大阪の除痘館《じよとうかん》で、子どもに痘苗《とうびよう》がうえつがれました。日本の医師《いし》たちは協力して、大切な痘苗《とうびよう》を、人から人へとうえついでゆきました。良策《りようさく》はその後、十一月二十五日に福井に痘苗《とうびよう》を持ち帰り、除痘館《じよとうかん》を開設《かいせつ》、北陸地方に種痘《しゆとう》を広めました。

大阪の除痘館《じよとうかん》は、洪庵《こうあん》が商人や奉行所《ぶぎようしよ》によびかけて開いた種痘所《しゆとうじよ》です。よい痘苗《とうびよう》を、たやさないように管理し、事故《じこ》を防《ふせ》ぐために種痘《しゅとう》の講習会を行い、種痘医《しゅとうい》の免許状《めんきょじょう》を出すなど、西日本の種痘《しゅとう》活動の中心地となりました。一八五八年（安政《あんせい》五）四月には、江戸よりも早く、日本で初めての幕府公認《ばくふこうにん》（官許《かんきょ》）の種痘所《しゅとうじょ》になりました。

江戸には十一月十一日、佐賀藩《はん》から伊東玄朴《いとうげんぼく》のもとに痘苗《とうびょう》が届《とど》けられました。さっそく江戸でも種痘《しゅとう》活動が始まりました。中でも桑田立斎《くわたりゅうさい》という医師《いし》は、生涯《しょうがい》に約七万人もの人びとに種痘《しゅとう》をして、天然痘《てんねんとう》から守りました。一八五七年（安政《あんせい》四）には幕府《ばくふ》の命令で蝦夷地《えぞち》（北海道）にわたり、大変な苦労をしながら、約六千人のアイヌの人達に種痘《しゅとう》をしてまわりました。江戸から徒歩《とほ》で、子どもから子どもに痘苗《とうびょう》をうえつぎながら北海道をわたり、函館《はこだて》を基地《きち》にして、南部一帯のアイヌの人たちに種痘《しゅとう》をしました。そのようすは、「蝦夷種痘図《えぞしゅとうず》」という有名な絵にもなっています。

一八五八年（安政《あんせい》五）五月には、玄朴《げんぼく》、立斎《りゅうさい》、大槻俊斎《おおつきしゅんさい》、竹内玄洞《たけうちげんどう》、箕作阮甫《みつくりげんぽ》ら四十数人の医師《いし》の努力により、神田《かんだ》「お玉ヶ池種痘所《たまがいけしゅとうじょ》」が開設《かいせつ》されました。日本の医師《いし》たちは、ジェンナーの頃《ころ》と同じように、種痘《しゅとう》は有害だといううわさを流すものもいました。心をこめて種痘法《しゅとうほう》を広めることを誓《ちか》い、努力しました。だんだん種痘《しゅとう》の効果《こうか》が認《みと》められてゆき、神田《かんだ》「お玉《たま》ヶ池《がいけ》種痘所《しゅとうじょ》」は、一八六一年（文久元《ぶんきゅう》）「西洋医学所」という医学校になりました。明治維新《めいじいしん》をへて、「東京医学校」と名前が変わり、やがて現在《げんざい》の東京大学医学部になりました。種痘《しゅとう》が、わが国の近代医学の原点であったことを示《しめ》す経過《けいか》ともいえます。

百年間続いた、日本での種痘制度《しゅとうせいど》

一八七三年（明治六《めいじ》）になると、長与専斎《ながよせんさい》（緒方洪庵《おがたこうあん》の弟子、初代内務省衛生局長《ないむしょうえいせいきょくちょう》）が、オランダから持ち帰った道具で、日本でも痘苗《とうびょう》の大量生産ができるようになりました。

一八七六年（明治九《めいじ》）から、すべての日本人が必ず種痘《しゅとう》を受ける、「種痘制度《しゅとうせいど》」が始まりました。天然痘《てんねんとう》の流行をとめるためには、国民の義務《ぎむ》として種痘《しゅとう》を受けることが必要だからです（「天然痘予防規則《てんねんとうよぼうきそく》」の制定《せいてい》）。

日本で最後の天然痘患者《てんねんとうかんじゃ》が出たのは一九五五年（昭和三〇《しょうわ》）でした。その後天然痘《てんねんとう》が確《たし》かになくなったことを確認《かくにん》して、一九七六年（昭和五一《しょうわ》）、百年間続いた日本での種痘制《しゅとうせい》度《ど》は停止されました。

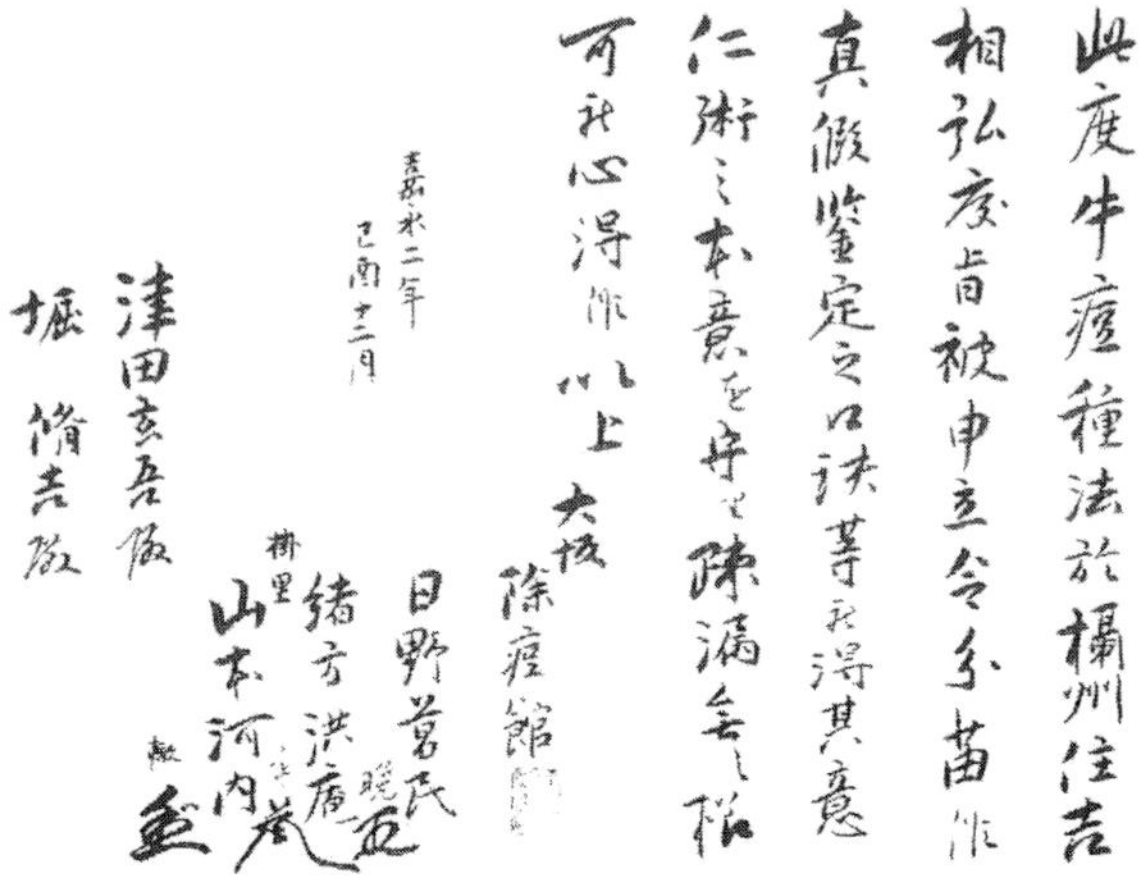

大阪除痘館発行の種痘医免許証。緒方洪庵の名も書かれている

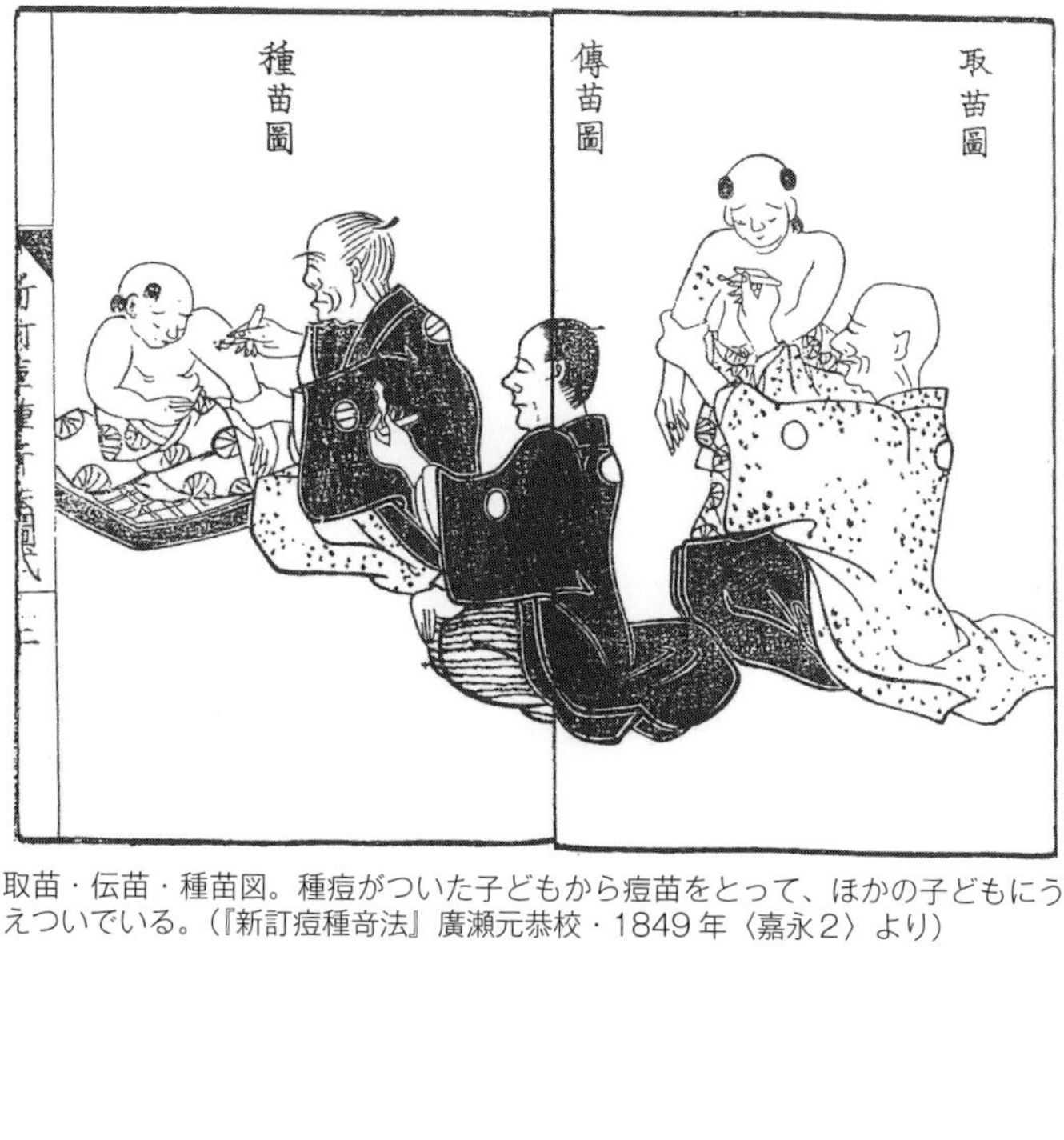

取苗・伝苗・種苗図。種痘がついた子どもから痘苗をとって、ほかの子どもにうえついでいる。(『新訂痘種奇法』廣瀬元恭校・1849年〈嘉永2〉より)

7 現実《げんじつ》となったジェンナーの予言

　一九七七年（昭和《しょうわ》五二）十月、北アフリカのソマリアという国で見つかった、アリ・マオ・マーランという男の患者《かんじゃ》さんを最後に、自然に発生した天然痘患者《てんねんとうかんじゃ》は、世界からいなくなりました。あえて「自然に発生した」と述《の》べたのは、その翌年《よくねん》イギリスの大学で、実験室《じっけんしつ》の事故《じこ》により患者《かんじゃ》が出たからです。その後、世界から天然痘《てんねんとう》が本当になくなったかどうかを確《たし》かめるのに、二年間がついやされました。

　一九八〇年（昭和《しょうわ》五五）五月八日、スイスのジュネーブに本部をおく世界保健機関《せかいほけんきかん》（WHO）は、全世界天然痘根絶宣言《てんねんとうこんぜつせんげん》を出しました。

　これまでの人類の歴史上、一つの病気を根だやしにした、という例はありません。それも、最も古くから世界中で流行して、大変な数の人びとの命を奪《うば》ってきた天然痘《てんねんとう》のような

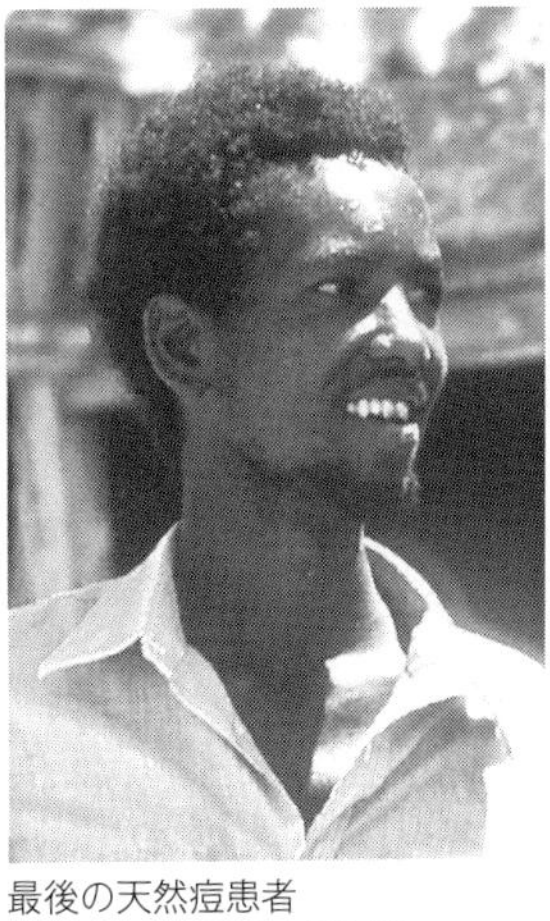

最後の天然痘患者
アリ・マオ・マーラン氏

●アリ・マオ・マーラン（Ali Maow Maalin）

恐《おそ》ろしい病気をなくしたということは、医学史だけでなく、人類の文化史の上でも輝《かがや》かしいできごとといえます。WHOは、天然痘《てんねんとう》根絶《こんぜつ》のために、三億ドル（約三百億円）を使いました。しかし天然痘《てんねんとう》がはやっていた頃《ころ》、治療《ちりょう》や対策《たいさく》に毎年かかった費用十億ドル（約一千億円）を、永遠《えいえん》に節約することができるようになりました。これはお金だけのことですが、もっともっと大切な成果は、何百万人、何千万人、いやそれ以上の数の人びとの病気の苦しみ、看護《かんご》する家族の苦しみがなくなり、その命が永遠《えいえん》に救われたことです。

医学には病気を治《なお》す治療《ちりょう》医学と、病気にかからないようにする予防《よぼう》医学がありますが、予《よ》防《ぼう》医学がいかに大切であるかということを、みごとに示《しめ》した例となりました。

天然痘《てんねんとう》の根絶《こんぜつ》は、WHOがたてた根絶《こんぜつ》十カ年計画に、世界中の国ぐにが協力して、一九六七年（昭和《しょうわ》四二）から実行にうつされました。この計画で中心的な役割《やくわり》をはたしたのが、アメリカのドナルド・ヘンダーソン博士と、日本の蟻田功《ありたいさお》博士です。またオーストラリアのフランク・フェナー博士も、天然痘《てんねんとう》ウイルスの専門家《せんもんか》として参加し、ウイルス学の最新知識《ちしき》が計画に生かされました。これら三人には、昭和《しょうわ》六十三年度日本賞が贈《おく》られています。

●ドナルド・A・ヘンダーソン（Donald A. Henderson）
●フランク・フェナー（Frank Fenner）

実際《じっさい》に天然痘《てんねんとう》を地球上からなくしたのは、ＷＨＯでした。しかし、もっと長期的にみれば、種痘《しゅとう》の大切さを認《みと》め、世界各地で種痘《しゅとう》を広めた多くの先人たち、さらにさかのぼれば種痘法《しゅとうほう》を開発した、エドワード・ジェンナーのおかげということができます。

「この種痘《しゅとう》をどんどん広めていけば、やがて世界から天然痘《てんねんとう》が根絶《こんぜつ》されるであろう」というジェンナーの予言は、百七十九年後に現実《げんじつ》のものとなりました。

天然痘予防《てんねんとうよぼう》ワクチンと道具

天然痘予防《てんねんとうよぼう》ワクチンである痘苗《とうびょう》は、牛痘《ぎゅうとう》のうみのことです。牛痘《ぎゅうとう》が流行したときにそのうみをとり、子どもから子どもへうえついで、たやさないようにしていかなければなりませんでした。道具はランセットといわれる、先が小さな三角形になったナイフのようなものでした。皮膚《ひふ》に十文字に傷《きず》をつけて、うみやカサブタをぬりつけました。

やがて、牛を使って、人工的に大量の痘苗《とうびょう》がつくられるようになりました。痘苗《とうびょう》は、ガラスの細い管に封《ふう》じこめられて保存《ほぞん》されました。1953年には、イギリスで凍結乾燥《とうけつかんそう》ワクチンが開発され、大量生産されました。粉のワクチンを、接種《せっしゅ》のとき溶《と》かしてつかいます。冷蔵庫《れいぞうこ》のない熱帯での種痘《しゅとう》活動に、威力《いりょく》を発揮《はっき》しました。

新しい道具も開発され、中でも二叉針《ふたまたしん》は消毒がかんたんで、一定の分量の種痘液《しゅとうえき》が効果的《こうかてき》に接種《せっしゅ》できるよう、工夫されたものでした。これで失敗することなく種痘《しゅとう》が行われるようになりました。

WHOのスタッフは、インドやアフリカの奥地《おくち》まで出かけてゆき、天然痘患者《てんねんとうかんじゃ》の写真を見せては患者《かんじゃ》をさがしました。見つかると凍結乾燥《とうけつかんそう》ワクチンや二叉針《ふたまたしん》を使って、患者《かんじゃ》のまわりの人にワクチンを接種《せっしゅ》してゆきました。こうした地道な努力が実って、ついに天然痘《てんねんとう》はこの地球上から根絶《こんぜつ》されたのでした。

全世界天然痘《てんねんとう》根絶《こんぜつ》宣言《せんげん》

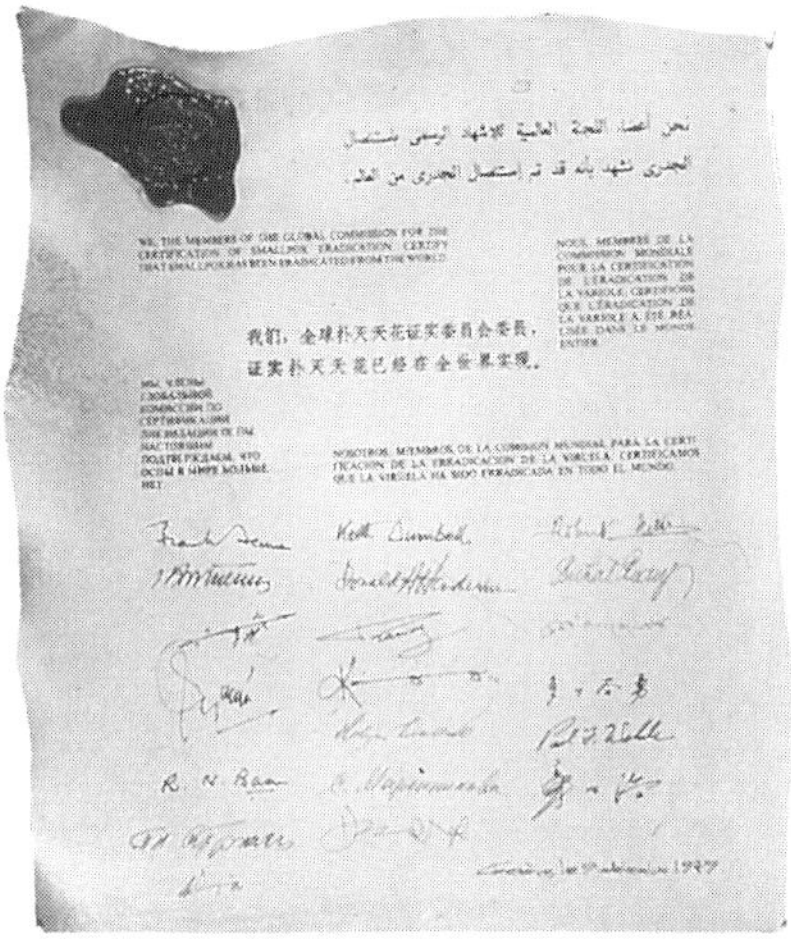

1．天然痘《てんねんとう》は古くから多くの国で流行して、死亡《しぼう》、失明、容姿《ようし》を醜《みにく》くするなど、大変な災《わざわ》いをもたらしてきました。それもアフリカ、アジアそして南米では、つい10年前まで流行していました。ここに世界中のすべての人びとが、その天然痘《てんねんとう》から解放《かいほう》されたことを宣言《せんげん》します。

2．この貴《とおと》い、歴史的な偉業《いぎょう》の達成につくしたすべての国と人びとに、深く感謝《かんしゃ》します。

3．公衆衛生《こうしゅうえいせい》の歴史において、前例のないこのような偉業《いぎょう》が達成されたことに、すべての国は注目してください。各国の共同活動により偉業《いぎょう》が達成され、人類は天然痘《てんねんとう》から解放《かいほう》されました。そして共通の目的をもって、各国が協力して活動することが、人類の進歩に結びつくものであることを、示《しめ》すものにもなりました。

8

ワクチンはなぜきくのか

ジェンナーは、まだ病気の原因《げんいん》も明らかになっていない時代に、その病気を予防《よぼう》するワクチンをつくりました。天然痘予防《てんねんとうよぼう》ワクチンに、どうして効果《こうか》があるのかを研究することで、その後の医学が発展《はってん》してきたともいえます。ジェンナーの論文《ろんぶん》がもとになって、病原体の存在《そんざい》が予想され、免疫《めんえき》のしくみが明らかになってきたのです。

ここでは、病気をひきおこす病原体、ウイル

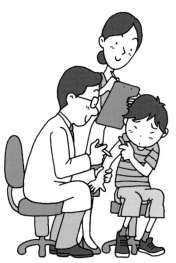

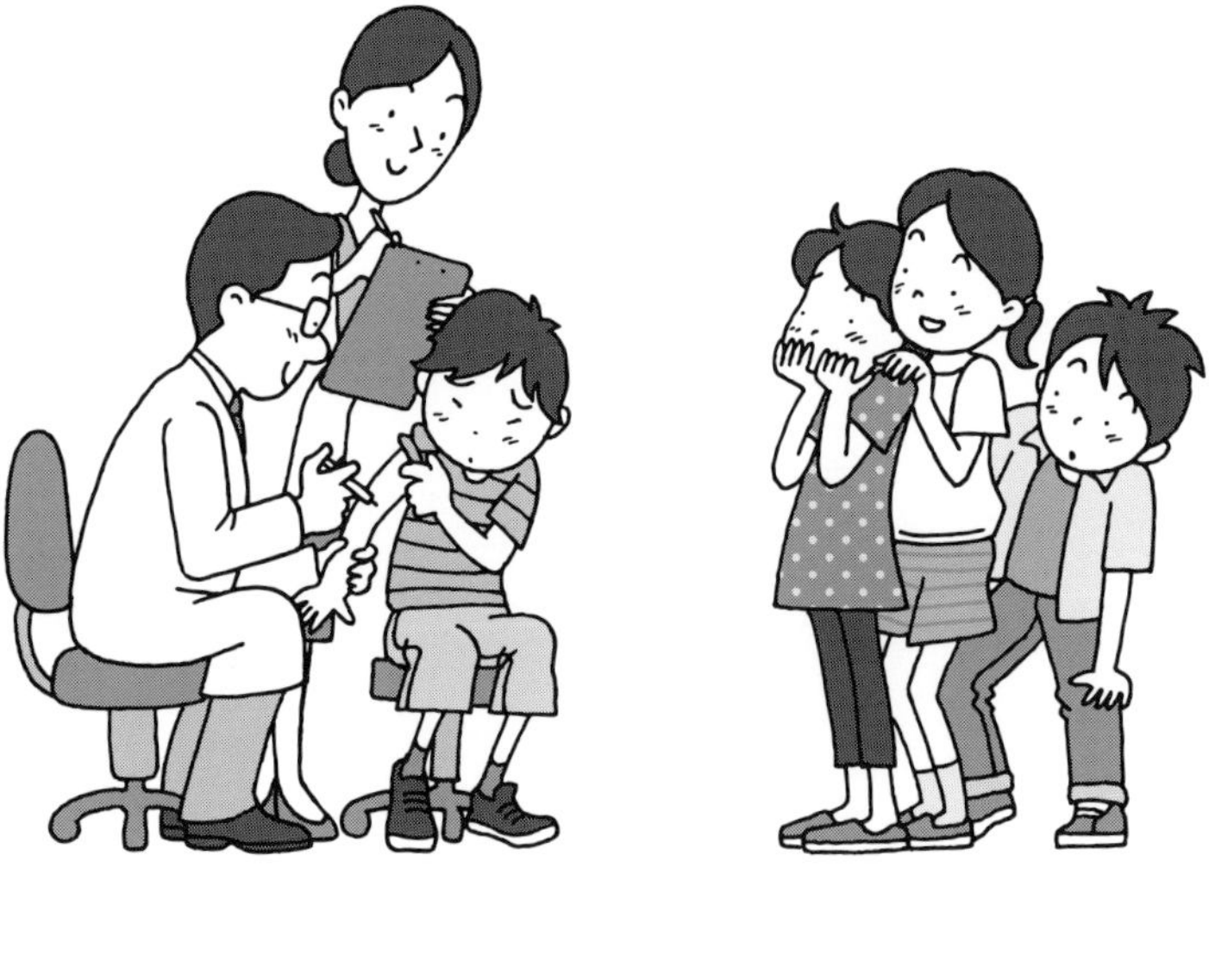

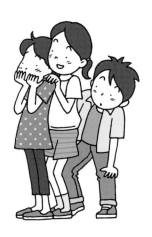

スと細菌《さいきん》のちがいや、体を守る免疫《めんえき》のはたらきとワクチンとのかかわりを、わかりやすく説明することにします。

薬のきかないウイルス感染症《かんせんしょう》

日本では長い間、天然痘《てんねんとう》や結核《けつかく》などの感染症《かんせんしょう》が、病気による死亡原因《しぼうげんいん》の第一位でした。しかし一九五〇年（昭和《しょうわ》二五）頃《ごろ》から、感染症《かんせんしょう》による死者は大きくへり、がんや脳出血《のうしゅっけつ》、心臓病《しんぞうびょう》で死ぬ人の割合《わりあい》が上位をしめるようになりました。なぜ死亡原因《しぼうげんいん》がかわってきたのでしょうか。最も大きい理由は、ウイルス病やいくつかの細菌性《さいきんせい》の病気に対して、ワクチンによる予防《よぼう》ができるようになったからです。

もう一つの大きな理由は、細菌性《さいきんせい》の病気に対して抗生物質《こうせいぶっしつ》による治療《ちりょう》ができるようになったからです。

感染症《かんせんしょう》とは、ウイルス、細菌《さいきん》、真菌《しんきん》（かび）、原虫《げんちゅう》（マラリアなど）などの微生物《びせいぶつ》（病原体）が体に入っておこる病気をいいます。これらの病原体は体内に入ると、人間の体に本来そなわっている病原体をやっつける働き（免疫機能《めんえききのう》）と闘《たたか》いながら、多くの場合発熱などの症状《しょうじょう》をひきおこします。やがて病原体はそれぞれ好みの内臓《ないぞう》や脳《のう》にたどりつき、特有の症状《しょうじょう》をおこします。

天然痘《てんねんとう》は、微生物《びせいぶつ》の中でも、最も小さいウイルスという病原体がひきおこす病気です。私《わたし》たちに身近な病気、風邪《かぜ》もウイルスによっておこります。よく「風邪《かぜ》の特効薬《とっこうやく》はない」といわれますが、それはウイルスに直接《ちょくせつ》きく薬が今のところはないので、発熱には熱さまし（解熱剤《げねつざい》）、咳《せき》には咳《せき》どめ（鎮咳剤《ちんがいざい》）、のどの痛《いた》みや頭痛《ずつう》などには痛《いた》みどめ（鎮痛剤《ちんつうざい》）といった、そのとき苦しんでいる症状《しょうじょう》をやわらげる薬を飲みます。あとは体力がおとろえないように気をつけ、安静《あんせい》をたもって、早く治るようにするのが治療法《ちりょうほう》です。天然痘《てんねんとう》にかかっても、そのような治療法《ちりょうほう》しかありませんでした。

風邪《かぜ》をひくと、お医者さんから抗生物質《こうせいぶっしつ》をもらうことがあります。風邪《かぜ》をひいて、のどや肺《はい》の中の粘膜《ねんまく》がやられてしまうと、そこに細菌《さいきん》が入りこみ、肺炎《はいえん》をおこすなどの悪さをします。これを二次感染《にじかんせん》といいます。抗生物質《こうせいぶっしつ》は、このような細菌《さいきん》の二次感染《にじかんせん》をおこさないようにするために、飲む場合があります。しかし、ウイルスに対するききめはありません。

抗生物質《こうせいぶっしつ》とは、もともとカビや細菌《さいきん》などの微生物《びせいぶつ》がつくり出した物質《ぶっしつ》です。他の微生物《びせいぶつ》がふえるのを防《ふせ》ぐ作用があります。抗生物質《こうせいぶっしつ》は、結核《けっかく》などの細菌感染《さいきんかんせん》でおこる病気には大変効果的《こうかてき》です。百年前には「死の病」とまでいわれていた結核《けっかく》も、抗生物質《こうせいぶっしつ》で治療《ちりょう》することができるようになりました。しかし、ウイルスが原因《げんいん》の病気（ウイルス感染症《かんせんしょう》）には、まったくききません。そもそもウイルス感染症《かんせんしょう》に対しては、一部の例外（皮膚《ひふ》のヘルペス病に対するアシクロビルとか、C型肝炎《がたかんえん》に対するインターフェロンなど）をのぞいて、有効《ゆうこう》な治療薬《ちりょうやく》がありません。そういうわけで、ウイルス感染症《かんせんしょう》には、まずワクチンで予防《よぼう》することが最も重要です。

◆仔牛《こうし》一匹《ぴき》対地球

人間が、実際《じっさい》にウイルスを見ることができるようになったのは、電子顕微鏡《でんしけんびきょう》ができた二十世紀に入ってからのことでした。十九世紀にパストゥールやコッホが病原細菌《さいきん》を発見しました。やがて、細菌《さいきん》を素焼《すや》きのフィルター（細菌《さいきん》ろか器）でとりのぞくことができるようになりました。しかし、細菌《さいきん》をとりのぞいた後でも、病原性を持つ何かを、残していることがわかりました。それらは二十世紀になって、「ろか性病原体」とよばれるようになりました。病気をひきおこす原因《げんいん》としてそれがあることはわかっていても、あまりに小さいため、ふつうの顕微鏡《けんびきょう》で見ることはできませんでした。長い間その姿《すがた》は謎《なぞ》につつまれていました。

ジェンナーの死後百年近くたって電子顕微鏡《でんしけんびきょう》ができ、人類はやっと、天然痘《てんねんとう》ウイルスを見ることができました。天然痘《てんねんとう》ウイルスの仲間は、ウイルスの中では最も大きく（二〇〇〜三〇〇ナノメートル：nm）、角《かど》のとれたれんがのような形をしています（72ページ写真）。天然痘《てんねんとう》ウイルスを、仔牛《こうし》一匹《ぴき》の大きさにたとえると、人間の体は地球ほどの大きさになります。

微生物《びせいぶつ》は遺伝情報《いでんじょうほう》（生命を維持《いじ》し、それを子孫に伝えてゆくために、欠かせないもの。DNAとRNAの二種類がある）が入っている核酸《かくさん》と、それをとりまくタンパク質《しつ》で、できています。しかし、ウイルスは他の微生物《びせいぶつ》とちがって、核酸《かくさん》としてDNAかRNAのどちらか一つしか持っていません。

また、ふえ方もまったくちがいます。ウイルス以外の微生物《びせいぶつ》や動植物の細胞《さいぼう》は、すべて

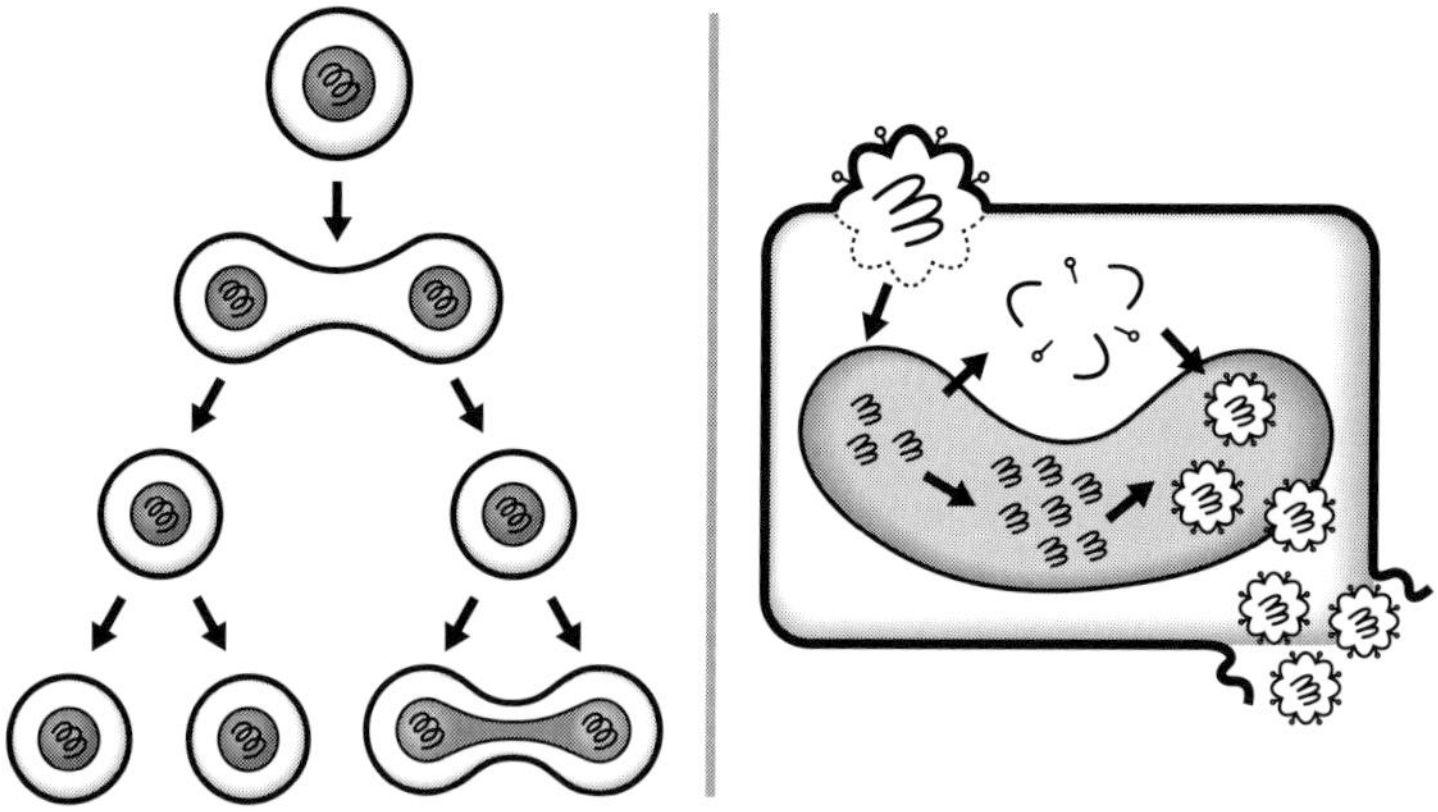

ふつうの細胞分裂（左）とウイルスのふえ方（右）

一つが分裂《ぶんれつ》して二つになり、またそれぞれに分裂《ぶんれつ》して四つになる、というように連続してふえていきます。一方、ウイルスは生きた細胞《さいぼう》の中に入りこむと、外側のタンパク質《しつ》のからをはずし、まず核酸《かくさん》をふやします。その後タンパク質《しつ》のからを製《せい》造《ぞう》し、組み立て、子どもウイルスがいっきょに数十個、数百個とつくられ、細胞《さいぼう》から出ていくのです。

本書を読んでいる皆《みな》さんも、コレラや赤痢《せきり》、最近では病原性大腸菌《だいちょうきん》O《オー》157といった、下痢《げり》をおこす細菌《さいきん》の名前を知っているでしょう。しかし、病原性細菌《さいきん》が発見されたのは、たった百四十年前のことです（ローベルト・コッホが一八七六年に炭《たん》そ菌《きん》を、一八八二年に結核菌《けっかくきん》を発見）。そ

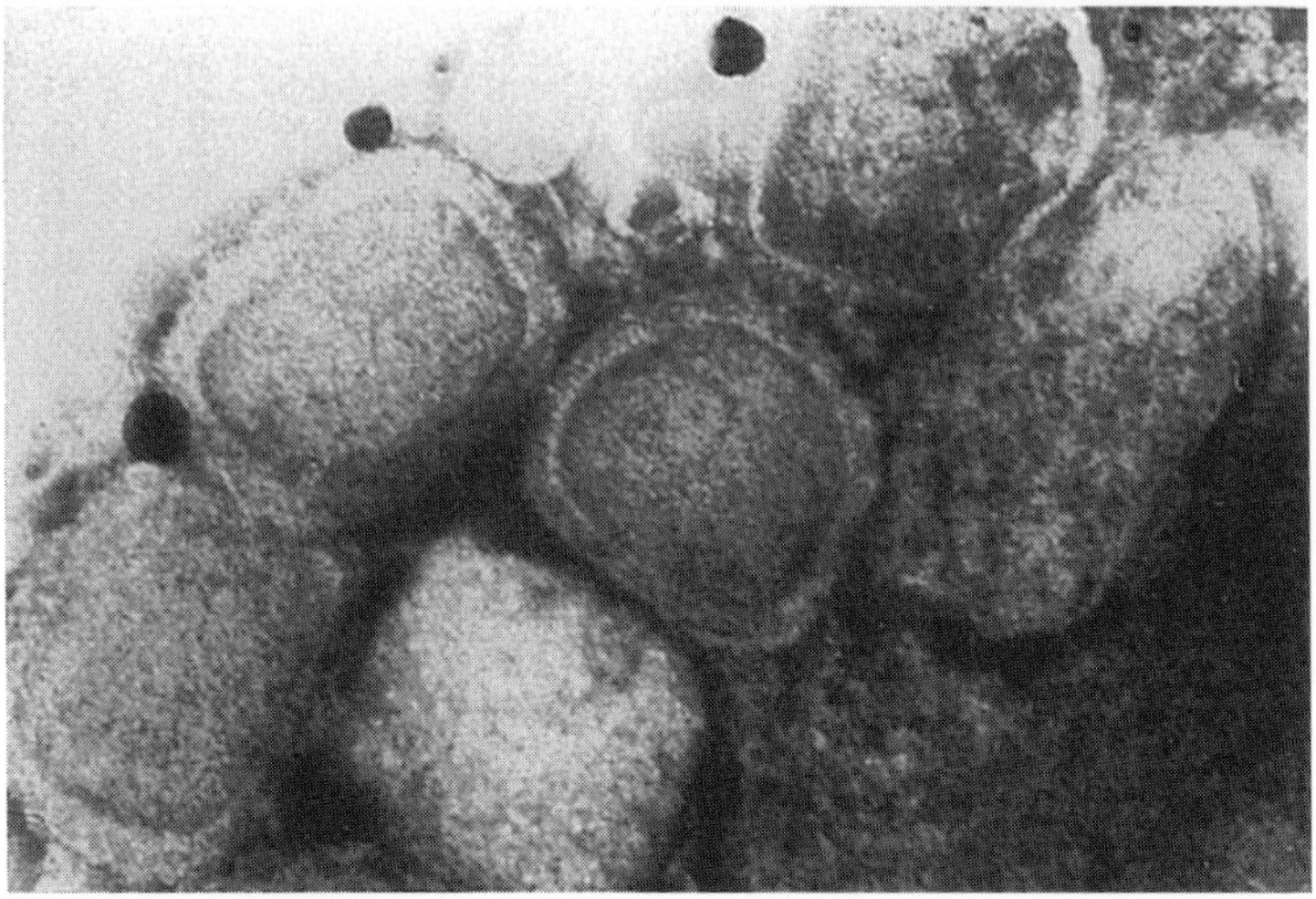

電子顕微鏡で見た天然痘ウイルス

して一九二九年にはフレミングが、ペニシリンという抗生物質《こうせいぶっしつ》を発見しました。一九四三年には、ワックスマンが結核《けっかく》に対する抗生物質《こうせいぶっしつ》、ストレプトマイシンを発見しています。

その後、さまざまな細菌《さいきん》に対するそれぞれの抗生物質《こうせいぶっしつ》が開発されて、細菌《さいきん》による感染症《かんせんしょう》が、治療《ちりょう》されるようになりました。

しかし、いまだにウイルスにきく薬はありません。新しくあらわれるウイルス感染症《かんせんしょう》をつねに監視《かんし》し、ワクチンなどによる予防《よぼう》をしてゆくことが大切です。

ウイルスの特徴《とくちょう》

1. 最小の微生物《びせいぶつ》である
2. DNAかRNAの、どちらか一つの遺伝物質《いでんぶっしつ》しか持たない
3. 生きた細胞《さいぼう》の中でいっきょにふえる
4. ウイルス感染症《かんせんしょう》に直接《ちょくせつ》きく薬はない

■病気を予防《よぼう》する四種類のワクチン

ワクチンという言葉は、ジェンナーが牛痘種痘《ぎゅうとうしゅとう》の材料につけた名前です。今ではすべての予防接種《よぼうせっしゅ》の材料が、ワクチンとよばれています。病原体が体内に入って病気をひきおこす感染症《かんせんしょう》の予防《よぼう》のために、接種《せっしゅ》するもののことです。病気に対する抵抗力《ていこうりょく》をあらかじめ体につけておく（免疫《めんえき》といいます）ために、毒力を弱めたり、なくしたりした病原体を、人為的《じんいてき》に体内に入れます。

ワクチンには、毒の弱い、生きた微生物《びせいぶつ》を材料とした生《なま》ワクチン、細菌《さいきん》の毒素《どくそ》を弱めたトキソイドワクチン、殺した微生物《びせいぶつ》を材料とした不活化ワクチン、微生物《びせいぶつ》の体の一部をとり出した成分ワクチンの四種類があります。

皆《みな》さんの母子健康手帳に記録されている予防接種《よぼうせっしゅ》のうち、はしか、風疹《ふうしん》、おたふく風邪《かぜ》などに対するワクチンは、ウイルス生《なま》ワクチンです。ＢＣＧは、結核《けっかく》を予防《よぼう》する細菌生《さいきんなま》ワクチンです。

ジフテリアや破傷風《はしょうふう》のワクチンは、トキソイドワクチンです。

日本脳炎《のうえん》、狂犬病《きょうけんびょう》、Ａ型肝炎《がたかんえん》などに対するワクチンは、ウイルス不活化ワクチンです。

コレラワクチンは細菌《さいきん》不活化ワクチンです。

日本で開発された百日咳《ひやくにちぜき》ワクチンは、トキソイドワクチンであり、菌《きん》の一部の成分も入っているので、成分ワクチンでもあります。この他にウイルス成分ワクチンとして、B型肝《がたかん》炎《えん》ワクチンとインフルエンザワクチンがあります。どれもウイルスの粒子《りゆうし》をおおっている膜《まく》の一部の成分をとり出して、ワクチンとしたものです。

はしか、風疹《ふうしん》、ジフテリア、破傷風《はしようふう》、百日咳《ひやくにちぜき》、ポリオ、BCG、日本脳炎《のうえん》などのワクチンは、定期的に接種《せつしゆ》することがすすめられています。希望により受けられるワクチンは、おたふくかぜ、インフルエンザ、A型肝炎《がたかんえん》などです。また、海外に出るときには、国によっては、黄熱《おうねつ》やコレラのワクチンをうった証明書《しようめいしよ》が必要とされます。訪《おとず》れる国の感染症《かんせんしよう》の発生状況《じようきよう》により、狂犬病《きようけんびよう》、破傷風《はしようふう》、A型肝炎《がたかんえん》のワクチンをうっていることが望まれます。

日本人の平均寿命《じゆみよう》が世界一になっている要因のひとつには、ワクチンが広く行われていることがあげられます。

ワクチンのききめ

ウイルスの中には、人から人へとうつってゆく間に、遺伝子《いでんし》の変化がおこりやすく、もとのウイルスとは少しちがったものになってしまう場合があります。天然痘《てんねんとう》ウイルスや、天然痘予防《てんねんとうよぼう》ワクチンのワクチニアウイルス（48ページ参照）は、遺伝子《いでんし》が安定していました。世界中のどこで流行している天然痘《てんねんとう》ウイルスも、またどこでつくられたワクチニアウイルスも、遺伝子《いでんし》がほどんと変化しませんでした。だから種痘《しゅとう》で、確《たし》かに予防《よぼう》できたのです。天然痘《てんねんとう》を根絶《こんぜつ》できた理由の一つは、天然痘《てんねんとう》ウイルスとワクチニアウイルスが、こういう性質《せいしつ》を持っていたからです。

それに対して、風邪《かぜ》の病原体であるインフルエンザウイルスは、遺伝子《いでんし》が変化しやすいウイルスです。インフルエンザ予防《よぼう》ワクチンが、そのとき流行しているウイルスと同じ遺《い》伝子《でんし》のウイルスでつくられているとよくききます。しかし、流行しているウイルスの遺伝《いでん》子《し》が変化していると、ききめが弱くなります。

ワクチンのききめは、ウイルスによりことなります。一般には、生《なま》ワクチンはききめが強く、長続きします。それでも十数年程度のききめです。不活化ワクチンの中でも、ききめのよいのは日本脳炎《のうえん》ワクチンですが、それでも予防効果《よぼうこうか》を持続させるために、三〜四年ごとに接種《せっしゅ》しなければなりません。成分ワクチンやトキソイドワクチンも同じです。

ワクチンと副作用

人類が最初に考え出したワクチン（トルコ式天然痘接種法《てんねんとうせっしゅほう》）は、天然痘《てんねんとう》の材料そのものを腕《うで》の皮膚《ひふ》にうえつけることで、感染《かんせん》を体の表面の一部分だけに、とどめておこうとするものでした。しかし、この場合は多数の天然痘《てんねんとう》本来の痘疱《とうほう》ができるし、高い熱も出ました。しかも百人に一人くらいは、うえた天然痘《てんねんとう》ウイルスが全身に広がって、死亡《しぼう》することもあったようです。それでも、まともに天然痘《てんねんとう》にかかるよりは安全であるとして、十八世紀のイギリスでもかなり広く行われたようです。

ジェンナーの牛痘種痘法《ぎゅうとうしゅとうほう》が高く評価《ひょうか》されるのは、ききめが確《たし》かであることと、トルコ式天然痘接種法《てんねんとうせっしゅほう》より、はるかに安全だったからです。しかし、消毒が十分でないことによる事故《じこ》は少なくありませんでした。やがて、種痘《しゅとう》により、百万人中数十名の割合《わりあい》で、「種痘《しゅとう》後脳炎《ごのうえん》」という重い病気がおこり、その半数の人が死亡《しぼう》することがわかりました。天然痘《てんねんとう》の流行が続いているときであれば、これぐらいの副作用はやむをえないとされていました。しかし、種痘《しゅとう》が広く行われ、天然痘《てんねんとう》による死者が少なくなってくると、副作用により犠牲者《ぎせいしゃ》のでることが、社会問題となってくるのは当然です。日本では、これらの犠牲者《ぎせいしゃ》を国が救済《きゅうさい》する制度《せいど》が、一九七〇年（昭和《しょうわ》四五）に発足しました。

一方では、副作用がおこる理由を明らかにし、副作用のできるだけ少ないワクチンの改良研究も進みました。日本では、橋爪壮《はしづめそう》先生によって副作用の少ないワクチン（弱毒種痘《じゃくどくしゅとう》株《かぶ》Lc16m8株《かぶ》）が開発され、一九七六年（昭和《しょうわ》五一）から、用いられるようになりました。しかし、その頃《ころ》になると、日本では天然痘患者《てんねんとうかんじゃ》がでることもなく、その年に種痘制度《しゅとうせいど》も停止されたため、広く用いられることはありませんでした。

ワクチンを受けるとき

近年日本で使われている各種のワクチンは、種痘《しゅとう》にくらべると大変安全なワクチンです。それでもワクチンの種類によっては、軽い発熱があったり、まれに重い脳《のう》の症状《しょうじょう》をおこしたりするものがあります。体質《たいしつ》や、受けるときの健康状態《じょうたい》によっては、高熱を出したり、アレルギーという異常《いじょう》な免疫反応《めんえきはんのう》（発疹《ほっしん》が出たり、ショックをおこす）が出ることもあります。

そこでワクチンを受けるときには、

1．その病気の重さ（子どもやお年寄りは病気が重くなる場合が多い）

2．その病気にかかる可能性がどのくらいあるか

3．そのワクチンにはどのような副作用があるか

などを考え合わせなければなりません。

ワクチンをうった方がいいかどうかは、これらのバランスによって判断《はんだん》することです。このバランスは、ワクチンの種類によってことなり、また時代やその病気の流行状況《じょうきょう》によって変化しますから、専門家《せんもんか》である医師《いし》に相談することが大切です。また、医師《いし》は、ワクチンの接種《せっしゅ》にあたってはまず診察《しんさつ》し、その人の健康状態《じょうたい》が、ワクチンを受けるのに適《てき》当《とう》かどうかを調べたうえで、接種《せっしゅ》することになっています。

体を守る「免疫《めんえき》」のしくみ

先に説明した四種類のワクチンは、「感染性《かんせんせい》のある」ワクチンと、「感染性《かんせんせい》がない」ワクチンに分けられます。

生きた細菌《さいきん》やウイルスを用いる生《なま》ワクチンは、「感染性《かんせんせい》のある」ワクチンです。一方、不活化ワクチン、トキソイドワクチン、成分ワクチンは、「感染性《かんせんせい》がない」ワクチンです。「感染性《かんせんせい》のある」ワクチンと、「ない」ワクチンでは、体の免疫反応《めんえきはんのう》も少しことなります。

私《わたし》たちの体は、自分の体の成分（自己《じこ》）と、そうでないもの（非自己《ひじこ》）を区別する能力《のうりょく》があります。非自己《ひじこ》のもの（異種《いしゅ》のタンパク質《しつ》など）が体に侵入《しんにゅう》してくると、体はそれを異種《いしゅ》の「抗原《こうげん》」として認《みと》めます。そして、それをとりのぞくために「抗体《こうたい》」を準備《じゅんび》します。そのはたらきは、血液《けつえき》中のリンパ球の一種であるB細胞《さいぼう》が担当《たんとう》します。B細胞《さいぼう》は侵入《しんにゅう》してきた抗原《こうげん》にであうと、抗体《こうたい》をつくる準備《じゅんび》をします。やがてB細胞《さいぼう》は、形質細胞《けいしつさいぼう》に変身して抗体《こうたい》の製造《せいぞう》工場となり、つくった抗体《こうたい》を血液《けつえき》中にどんどん放出します。

「感染性《かんせんせい》のない」ワクチンを接種《せっしゅ》すると、体はまず、入ってきた微生物《びせいぶつ》の表面の膜《まく》のタ

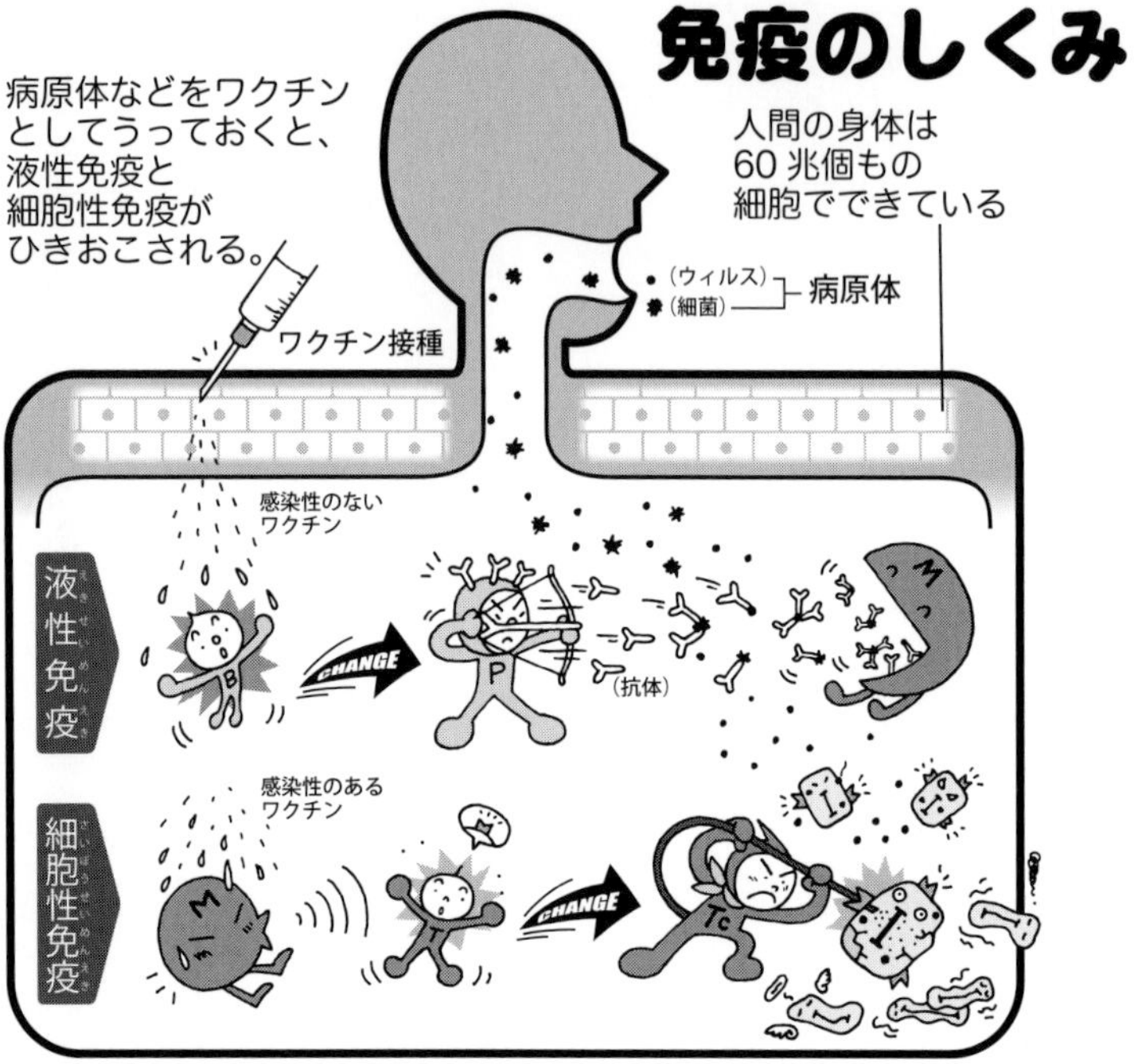

ワクチンをうっておくと…

B …B 細胞
抗体をつくる準備をする

P …形質細胞
抗体をつくり、分泌する

M …マクロファージ（食細胞）
抗体がくっついて元気をなくした病原体を食べてしまう

T …T リンパ球
マクロファージからの指令によってキラー T 細胞に変わる

Tc …キラー T 細胞
ウイルスに感染した細胞の目印である抗原を見つけ、殺す

I …ウイルスに感染した細胞
目印の抗原を出す

ンパク質《しつ》を異種《いしゅ》の抗原《こうげん》と認《みと》めます。そして体の中に抗体《こうたい》をつくります。あらかじめ抗体《こうたい》が体の中にできていると、生きた病原体が侵入《しんにゅう》したとき、その表面のタンパク質抗原《しつこうげん》に、まちかまえていた抗体《こうたい》がくっつき、病原体を抗体《こうたい》でくるんでしまいます。身動きのとれなくなった病原体は、やがてマクロファージという、体のごみを食べる専門《せんもん》の食細胞《しょくさいぼう》に食べられて解体《かいたい》されます。このように抗体《こうたい》が体を守るしくみを、「液性免疫《えきせいめんえき》」といいます。

一方、「感染性《かんせんせい》のある」生きたウイルスをワクチンとして接種《せっしゅ》すると、「液性免疫《えきせいめんえき》」のしくみで、一部はB細胞《さいぼう》が異種《いしゅ》の抗原《こうげん》として認《みと》め、抗体《こうたい》がつくられます。ワクチンの生きたウイルスが、体のどれかの細胞《さいぼう》に感染《かんせん》してふえ始めると、感染《かんせん》した細胞《さいぼう》の表面にそのウイルスの抗原《こうげん》ができます。この抗原《こうげん》が、感染細胞《かんせんさいぼう》そのものが自分の体の細胞《さいぼう》ではない（非自己《ひじこ》）ことの目印になります。マクロファージ（食細胞《しょくさいぼう》）は、感染細胞《かんせんさいぼう》の破片《はへん》をとりこみ、この目印抗原《こうげん》を血液《けつえき》のリンパ球の中のT細胞《さいぼう》に知らせます。T細胞《さいぼう》は、キラー（殺し屋）T細胞《さいぼう》に変身します。

生《なま》ワクチンをうっておくと、抗体《こうたい》とともに変身したキラーT細胞《さいぼう》が、体の中でまちかまえていることになります。そこへ病原体のウイルスが侵入《しんにゅう》すると、ウイルスの一部は、まず抗体《こうたい》によってとりおさえられます。感染《かんせん》して目印抗原《こうげん》を出している細胞《さいぼう》には、キラーT

細胞《さいぼう》がよっていって、毒素《どくそ》を注入して殺します。これを「細胞性免疫《さいぼうせいめんえき》」とよんでいます。

ワクチンをうってある体は、抗体《こうたい》による液性免疫《えきせいめんえき》と、キラーT細胞《さいぼう》による細胞性免疫《さいぼうせいめんえき》によって、守られていることになります。

しかし、このように体に用意された免疫力《めんえきりょく》も、時間とともに弱ってしまうので、くりかえしワクチンを接種《せっしゅ》することが必要です。

生《なま》ワクチンは両方の免疫《めんえき》をひきおこすので、免疫力《めんえきりょく》も高く、その持続期間も長いのですが、体の中でふえるため、副作用が多いことも事実です。現在《げんざい》、生《なま》ワクチンでなくとも、ウイルス感染細胞《かんせんさいぼう》がだす目印抗原《こうげん》だけを使って、液性免疫《えきせいめんえき》と細胞性免疫《さいぼうせいめんえき》の両方をおこすワクチンの、開発研究が進められています。

9 ジェンナーの贈《おく》り物

ジェンナーの牛痘種痘法《ぎゅうとうしゅとうほう》の開発ほど、多くの実りをもたらしたものはありません。牛痘種痘法《ぎゅうとうしゅとうほう》が広まるにつれ、天然痘《てんねんとう》による死者の数は、大きくへってゆきました。たとえばフランスでは、種痘《しゅとう》の行われる前の十八世紀末の平均寿命《へいきんじゅみょう》と、種痘《しゅとう》がゆきわたり始めた十九世紀初めの平均寿命《へいきんじゅみょう》をくらべると、男女とも十年ものびています。そして、ついに一九八〇年五月八日、世界天然痘根絶宣言《てんねんとうこんぜつせんげん》という輝《かがや》かしい成果がもたらされました。

ジェンナーの牛痘種痘法《ぎゅうとうしゅとうほう》にヒントを得て、次の予防《よぼう》ワクチンが開発されたのは、八十九年後のことでした。パストゥールが発明《はつめい》した、狂犬病《きょうけんびょう》ワクチンがそれです。そして二十世紀になると、ＢＣＧ、ジフテリアトキソイド、破傷風《はしょうふう》トキソイド、黄熱《おうねつ》、発疹《ほっしん》チフス、

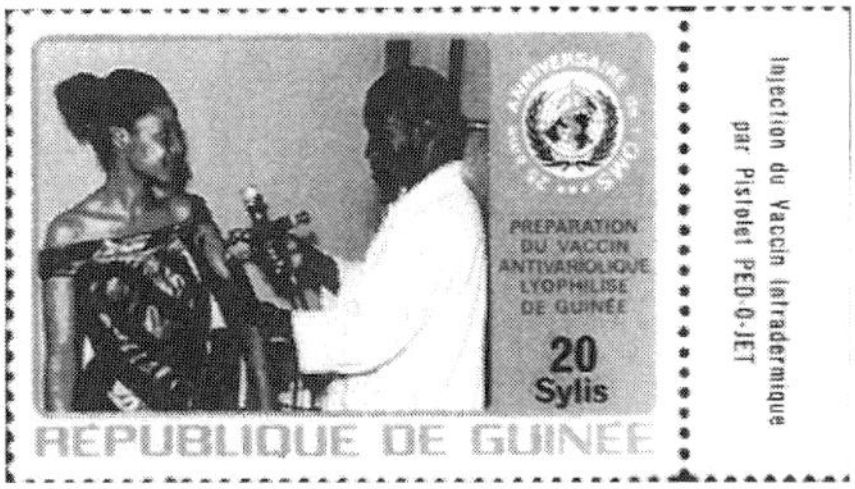

ギニアの天然痘根絶記念切手

インフルエンザ、日本脳炎《のうえん》、水痘《すいとう》、A型肝炎《がたかんえん》などのワクチンが、次つぎと開発されて、感染症《かんせんしょう》による死亡率《しぼうりつ》はみるみるうちに低くなり、人類の寿命《じゅみょう》はぐんとのびてきました。

これらはすべて、ジェンナーから私《わたし》たちへの贈《おく》り物ということができます。

ところが、世界の国ぐにのうち、ジェンナーの贈《おく》り物に恵《めぐ》まれているのは、日本など一部の先進国にすぎません。まだまだたくさんの人びとが、感染症《かんせんしょう》で死んでいるのです。せっかくすぐれたワクチンがあるのに、貧《まず》しいためにそれをうつこともなく死んで行く子どもの数が、あまりにも多いのです。先進国とよばれる国ぐにと、開発途上国《かいはつとじょうこく》あるいは新興国《しんこうこく》とよばれる国ぐにとの間にある、衛生上《えいせいじょう》の格差《かくさ》をなくさなければなりません。日本はワクチンを提供《ていきょう》したり、医療技術《いりょうぎじゅつ》を援助《えんじょ》したりすることで、手をかすことができる立場にあります。こういう行動が世界平和につながってゆくのです。

ワクチンの開発によって、感染症《かんせんしょう》でなくなる人の数は飛躍的《ひやくてき》にへりました。しかし、感染症対策《せんしょうたいさく》が、これで終わったわけではありません。これまでのワクチンの有効性《ゆうこうせい》を高めるとともに、ワクチンによっておこる副作用をなくすための研究は、急いでとりくまなければならないものです。

また、新しくあらわれてくる病原体や、くりかえしあらわれてくる病原体への対策《たいさく》も重要です。たとえば、これまで問題となっている牛の狂牛病《きょうぎゅうびょう》は、「海綿状脳症《かいめんじょうのうしょう》」という、脳がスポンジのように穴だらけになる、恐《おそ》ろしい病気です。これは「プリオン」という、ウイルスでも細菌《さいきん》でもない、新しく発見された病原物質《びょうげんぶっしつ》によっておこることがわかりました。でも病気のしくみや治療法《ちりょうほう》はまだわかっていません。

また近年、多数の患者《かんじゃ》を出している病原性大腸菌《だいちょうきん》O《オー》157による食中毒は、細菌《さいきん》がひきおこしたものです。しかし、この菌《きん》がどこからでてきたか、なぜこのようにたくさんの患者《かんじゃ》がでたのか、明らかになっていません。

ウイルス感染症《かんせんしょう》についても、今では毎年のように、新しいウイルス（エボラウイルス、エイズウイルス、ヘルペスウイルス1~8型《がた》、A・B・C・D・E・G型肝炎《がたかんえん》ウイルス、成人T細胞白血病《さいぼうはっけつびょう》ウイルスなど）が次つぎと発見されています。しかも、そのものは、天然痘《てんねんとう》などとちがって、かかった後生涯《しょうがい》にわたり体内に住み続けるものです。現在《げんざい》私《わたし》たちの体には、少なくとも六~七種類ぐらいのウイルスのいることがわかっています。

このようなウイルスの中には、体の免疫力《めんえきりょく》がおとろえてくると、がんをおこすものや、脳《のう》をおかすものも含《ふく》まれています。

やっかいなことに、これらのウイルスに感染《かんせん》していても、ほとんど症状《しょうじょう》が出ないので、誰がどんなウイルスに感染《かんせん》しているかわかりません。ということは、知らない間にウイルスが人から人へどんどんと広がり、天然痘《てんねんとう》のように、そのウイルスが体内に入るのを、予《よ》防《ぼう》することがむずかしくなってきているのです。

ジェンナーは、病気にかからないようにする、感染予防《かんせんよぼう》ワクチンをつくりました。今後は、ウイルスに感染《かんせん》していても発病させないようなワクチンの開発や、対策《たいさく》を考えなければなりません。これには、ジェンナーのように自由な発想と勇気を持ってとりくむ研究者、第二、第三のジェンナーがあらわれることが期待されます。

ジェンナーの牛痘種痘法《ぎゅうとうしゅとうほう》開発二百二十年、今こそワクチン学、免疫学《めんえきがく》にさらなる新しい展開があることを期待したいと思います。また、同時に、予防《よぼう》医学の大切さを、あらためて思いおこす時期としたいものです。それこそが、すばらしいジェンナーの贈《おく》り物に、こたえる道でしょう。

ロンドン、
グロスター、
東京、
そして
イタリア・ジェノバ

ジェンナー像《ぞう》をめぐる旅

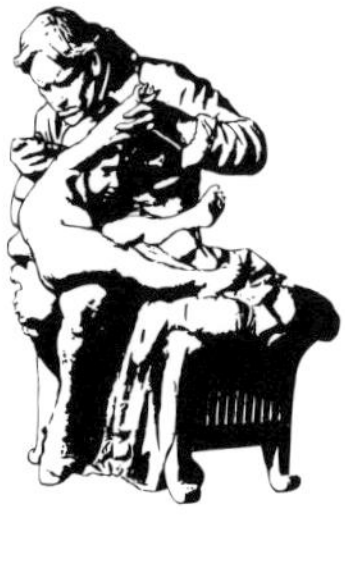

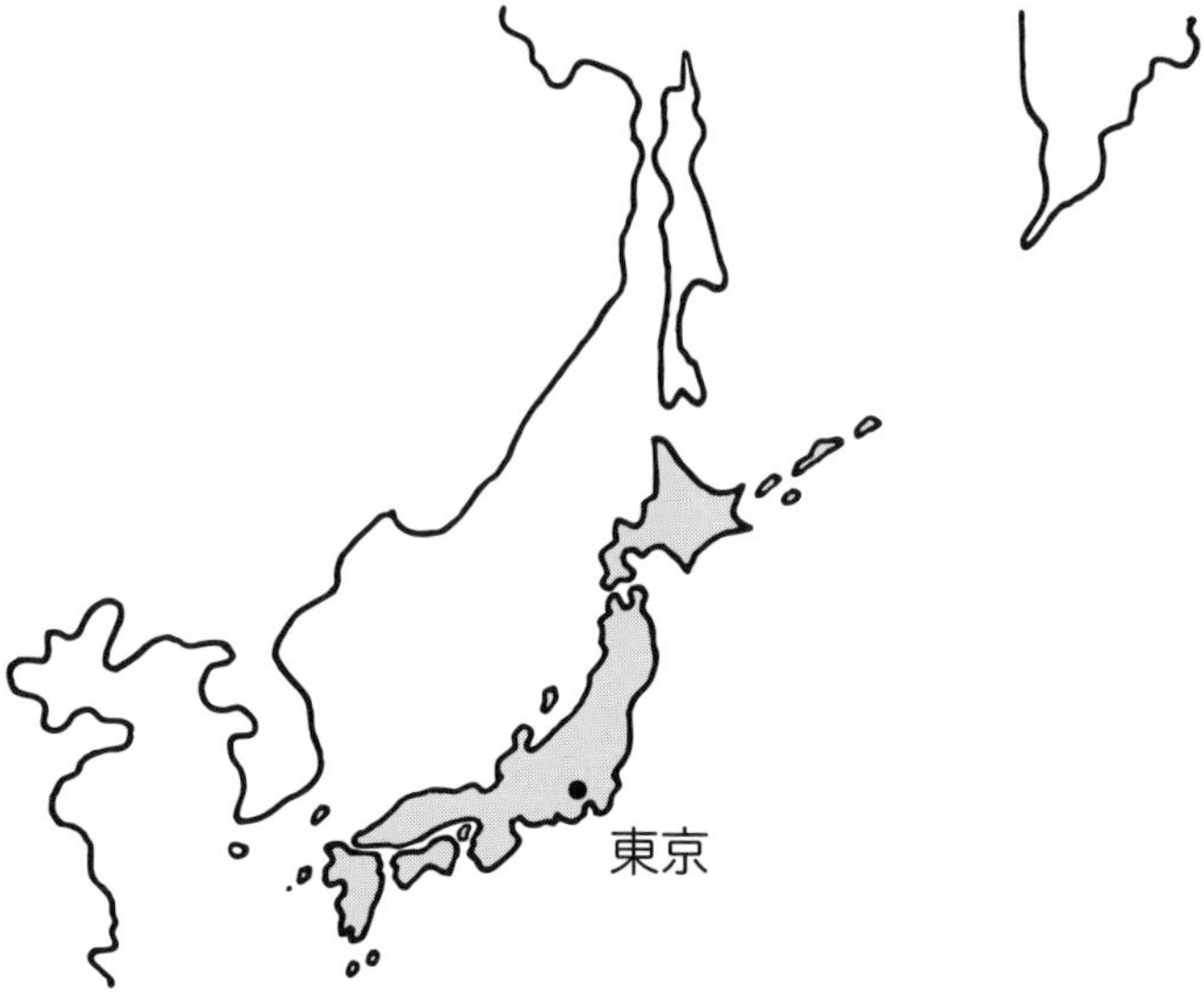

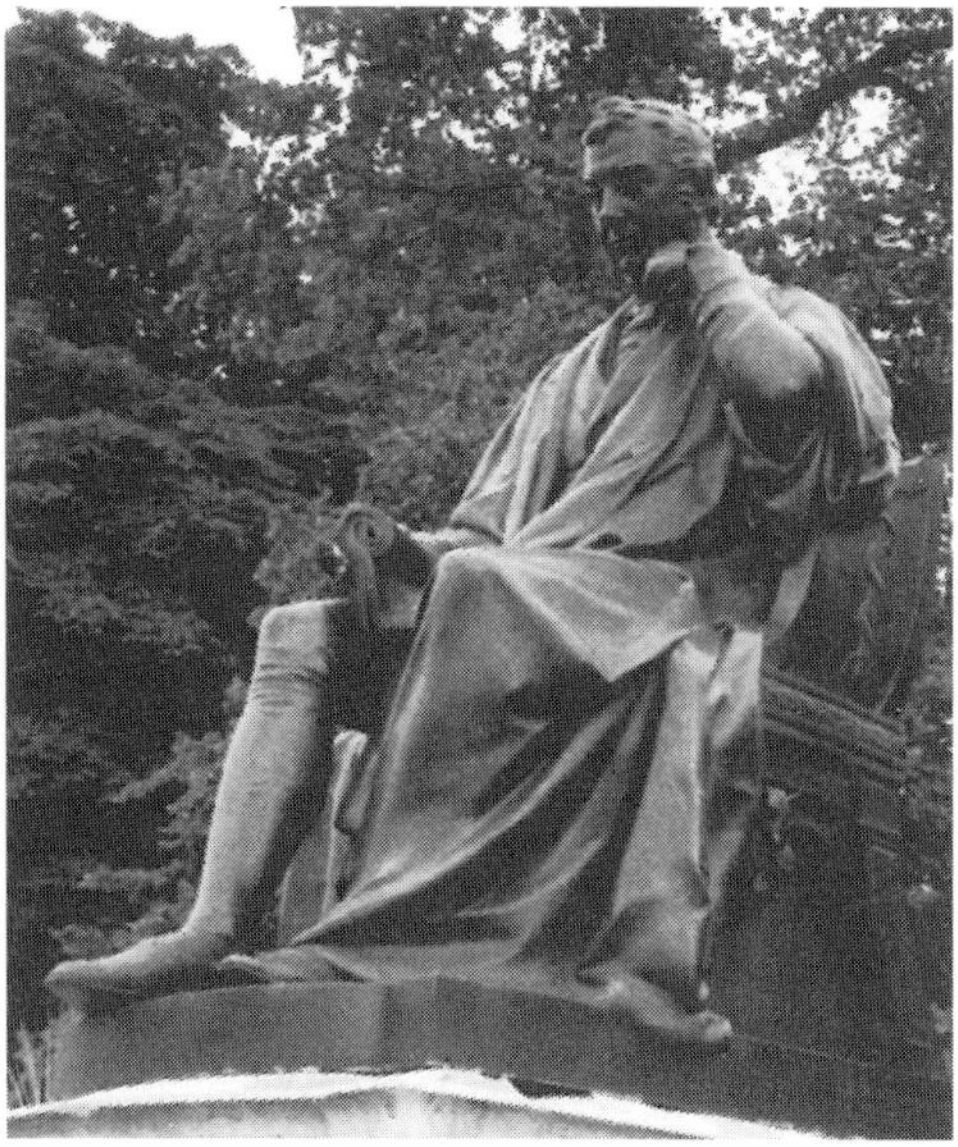

①イギリス、ロンドン（London）のケンジントン公園にあるジェンナー像。Calder Marshall, R.A. 作。ジェンナーの109回目の誕生日にあたる、1858年5月17日に除幕式が行われた。

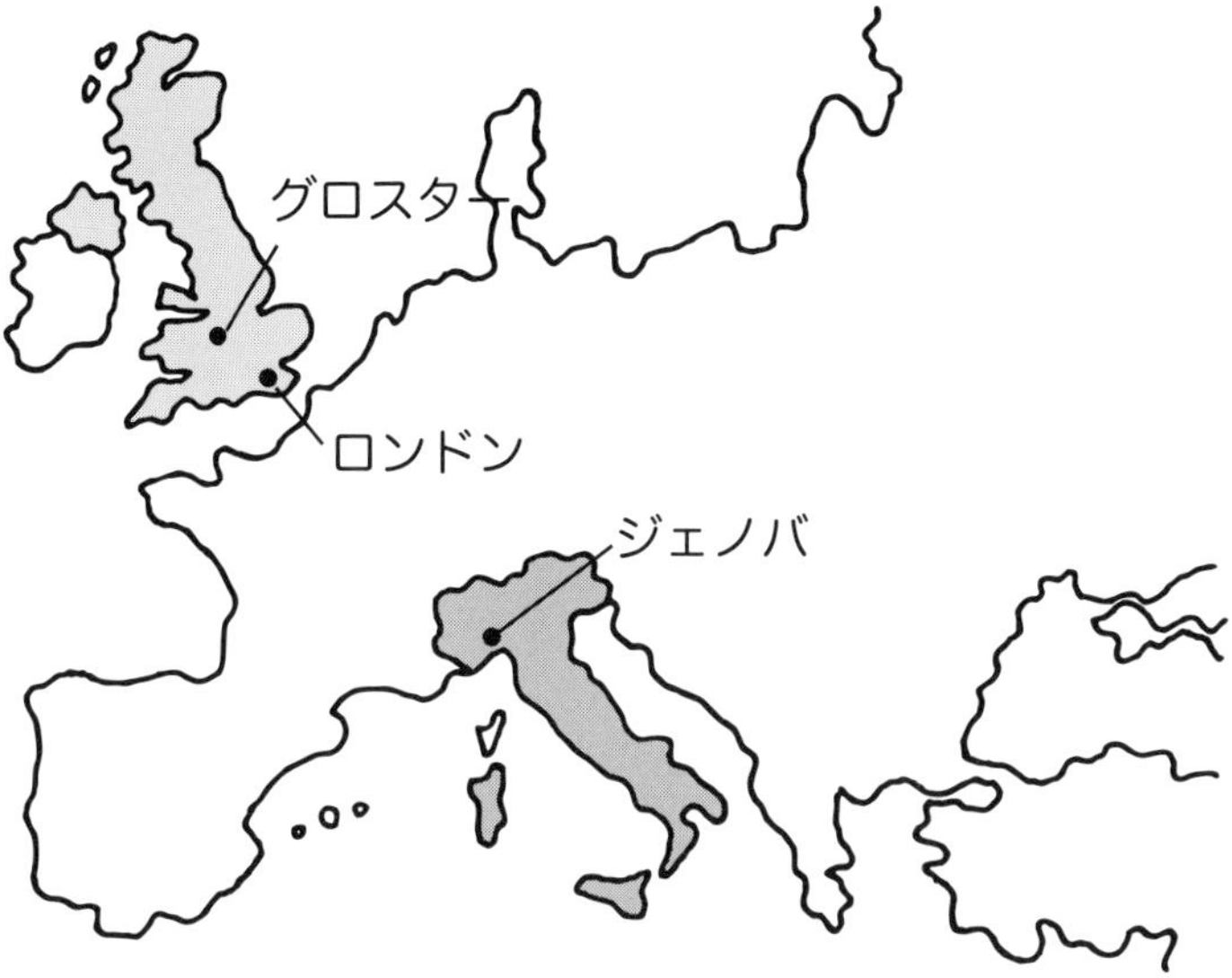

ロンドンのジェンナー像《ぞう》①②

初めてイギリスを訪《おとず》れた一九五八年のことです。私《わたし》はアメリカでの研究を終え、日本に帰る途中《とちゅう》にロンドンで開かれたガンの国際会《こくさいかい》議《ぎ》（第七回国際《こくさい》ガン学会）に参加しました。ケンジントン公園を散歩しているときに立派《りっぱ》な青銅像《せいどうぞう》に出会いました。ガウンをまとい、ゆったりといすに座ったジェンナー像《ぞう》でした。今から五十八年も前のことになります。

昔の日本の小学校の教科書や、いくつかのジェンナー伝記には、幼児《ようじ》をかかえて種痘《しゅとう》をしているジェンナーの大理石像《ぞう》の写真がのっていました。人類を天然痘《てんねんとう》から守ろうとするジェンナーの力強い姿《すがた》が、強い印象になって残っています。あの有名な大理石像《ぞう》はいったいどこにあるのでしょうか？　イギリスはジェンナーのふるさとです。あの像《ぞう》はきっとこの国のどこかにあるにちがいない、今度イギリスを訪《おとず》れるときには、ぜひあの有名なジェンナー像《ぞう》を見ていたいものだと、このとき思いました。

日本に帰った私《わたし》は、専門《せんもん》の微生物《びせいぶつ》の研究《けんきゅう》を続けながら、ジェンナーの大理石像《ぞう》がある場所を調べました。恩師《おんし》であり、日本の細菌学《さいきんがく》の権威《けんい》であった藤野恒三郎《ふじのつねさぶろう》先生も、一九四〇年頃《ごろ》からこの像《ぞう》がどこにあるのかを調べておられました。やがて、大理石ではなく青銅製《せいどうせい》ではあるが、ジェンナーの種痘像《しゅとうぞう》がロンドンのウエルカム・ビルディングにあることがわかりました。一九七一年、再びロンドンを訪《おとず》れた私《わたし》は、さっそくその像《ぞう》に、会いに出かけました。

ロンドンの中心街にあるウエルカム・ビルディングは、大通りに面して建つ、ギリシャ神殿風《しんでんふう》の立派《りっぱ》な建物でした。受付で青銅像《せいどうぞう》を見たいと申し出ても、すぐには場所がわからず、しばらくビル内をさがしまわりました。やっと図書室の前のろうかにおかれた青銅像《せいどうぞう》を見つけました。今まさに幼児《ようじ》に種痘《しゅとう》をしようとしている鋭《するど》いまなざしのジェンナー像《ぞう》です。その体の動きや真剣《しんけん》な表情《ひょうじょう》には、大変強

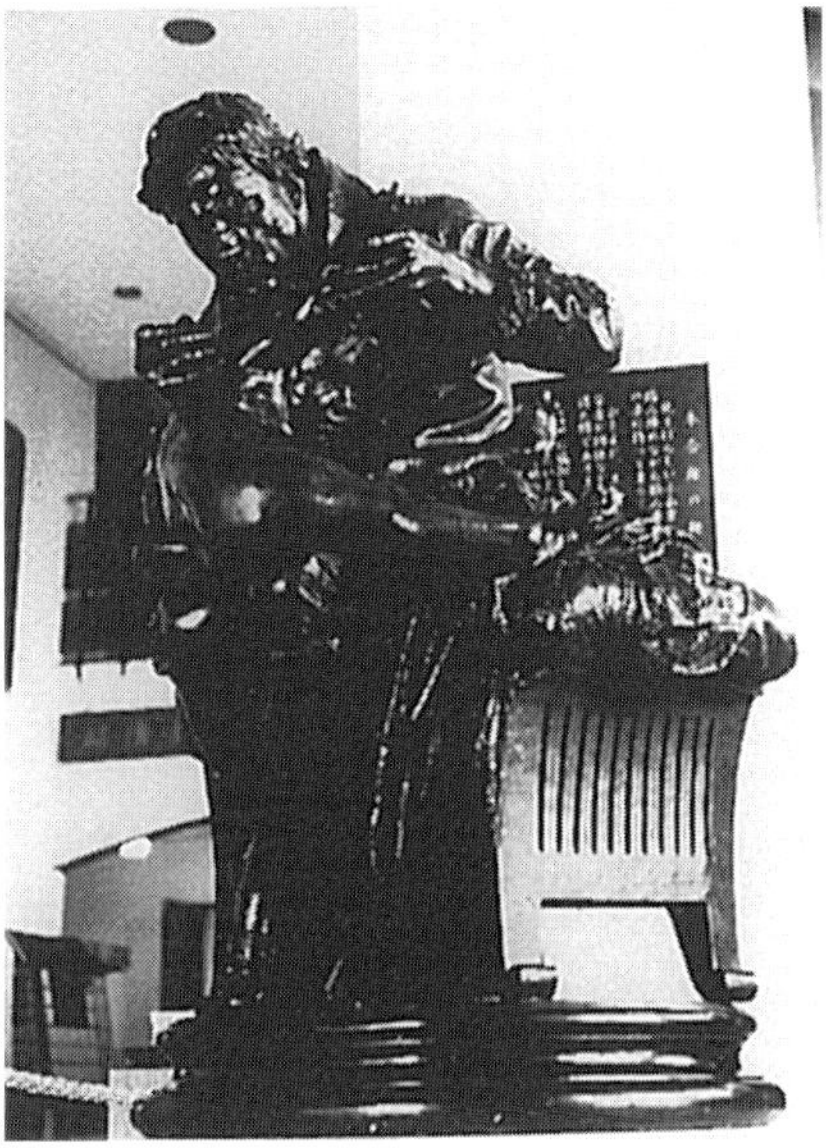

②イギリス、ロンドンのウエルカム･ビルディング（The Wellcome Building）内の、図書室前にある青銅製の種痘像。モンテベルデ（Giulio Monteverde）作。この像は現在、同じ建物内にある医学博物館に移されている。この写真は、岐阜県にある内藤記念くすり博物館で展示されたときのもの。

い迫力《はくりょく》を感じました。

この青銅像《せいどうぞう》はその後、一九八三年（昭和《しょうわ》五八）に大阪で開催《かいさい》された「天然痘《てんねんとう》ゼロへの道」という展覧会《てんらんかい》（第二十一回 日本医学会総会《そうかい》・特別展《とくべつてん》）のシンボルとして、ウエルカム・トラストの好意で日本に貸《か》し出され、大阪・東京・岐阜で巡回展示《じゅんかいてんじ》されました。

この像《ぞう》の説明には、製作者《せいさくしゃ》がイタリアの彫《ちょう》刻家《こくか》・モンテベルデで、同じ形の大理石像《ぞう》がイタリア・ジェノバの美術館《びじゅつかん》、パラッゾ・ビアンコ（白い宮殿《きゅうでん》、Palazzo Bianco）にあると書かれていました。イギリスではなくイタリアにあったのです。

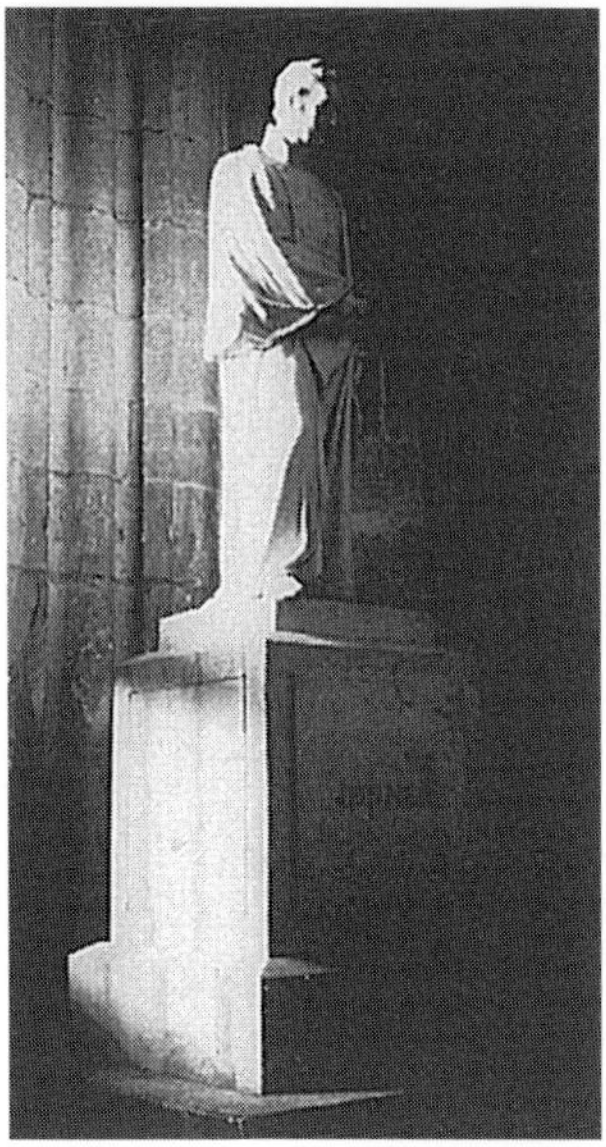

③イギリス、グロスター（Gloucester）のグロスター大聖堂内にある大理石像。Robert William Sievier 作。

グロスターのジェンナー像《ぞう》③

一九七八年十一月、私《わたし》はジェンナーが自分の子どもに、「豚痘《とんとう》」を接種《せっしゅ》したことを調べにゆきました。州都グロスターにあるグロスター王立病院で、グロスター大聖堂《だいせいどう》にもジェンナー像《ぞう》があることを教えてもらいました。王立病院の医師《いし》の案内で、すばらしいステンドグラスのある大聖堂《だいせいどう》を見学しました。大聖《だいせい》堂《どう》の西のはしに大理石のジェンナー像《ぞう》が、ややうつむきかげんにたたずんでいました。

東京のジェンナー像《ぞう》④⑤⑥

ジェンナー像《ぞう》は日本にもあります。東京・

上野の東京国立博物館の構内にある、ジェンナーが本を読みふけっている立像《りつぞう》です。説明には「種痘医祖善那像《しゅとういそジェンナーぞう》 Dr. Edward Jenner」と題し、ジェンナーが種痘法《しゅとうほう》を一七九八年に発明《はつめい》し、それが五十余年後わが国の長崎に伝えられたことが書かれています。「ああ人々の命を長くするような、このような恩恵《おんけい》は忘れてはならないものである。後の記念のために記した。大日本私立衛生会献納《だいにほんしりつえいせいかいけんのう》」とあります。この青銅像《せいどうぞう》は当時の帝室《ていしつ》博物館（現在《げんざい》の国立博物館）の構内におかれていましたが、今では少し場所も変わっています。

この青銅像《せいどうぞう》の原型は木材による彫刻《ちょうこく》（木《もく》彫像《ちょうぞう》）で、東京藝術《げいじゅつ》大学芸術《げいじゅつ》資料館におさめられていましたが、今では同大学の大学美《び》

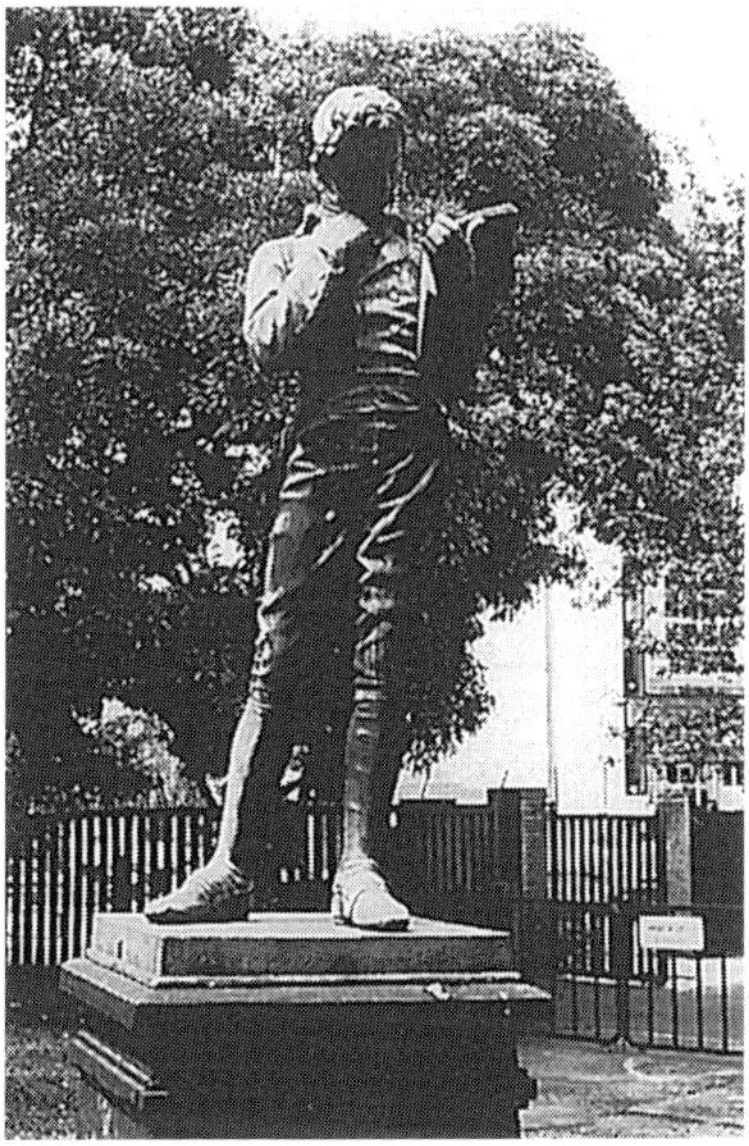

④東京国立博物館構内の青銅製立像。1896 年（明治 29）のジェンナー牛痘種痘法発明 100 周年を記念して集められた寄付金により、東京美術学校（現在の東京藝術大学）に製作を依頼。1898 年（明治 31）、米原雲海作。

術館《じゅつかん》に移《うつ》されています。ほぼ等身大で、全身に漆《うるし》がぬられ、銅像《どうぞう》のようにすべすべした感じです。この像《ぞう》は、高村光雲《たかむらこううん》（高村光太郎《たかむらこうたろう》という有名な詩人・彫刻家《ちょうこくか》の父親）の監督《かんとく》のもとに、一番弟子である米原雲海《よねはらうんかい》が制作しました。

雲海《うんかい》は初め二尺《しゃく》（約六〇・六センチ）の小さい木彫像《もくちょうぞう》をつくり、それを別の木材で六尺《しゃく》（約一八一・八センチ）の大きさにひきのばすのにコンパスを使ったそうです（「洋風彫刻法《ちょうこくほう》」）。日本ではそれまで、ほとんど勘《かん》に頼《たよ》っていた作業でしたが、雲海《うんかい》は友人の小《お》倉惣次郎《ぐらそうじろう》から学んだコンパスの使用法を、この像《ぞう》に応用したのでした。日本で最初に「洋風彫刻法《ちょうこくほう》」で制作されたこの像《ぞう》について、

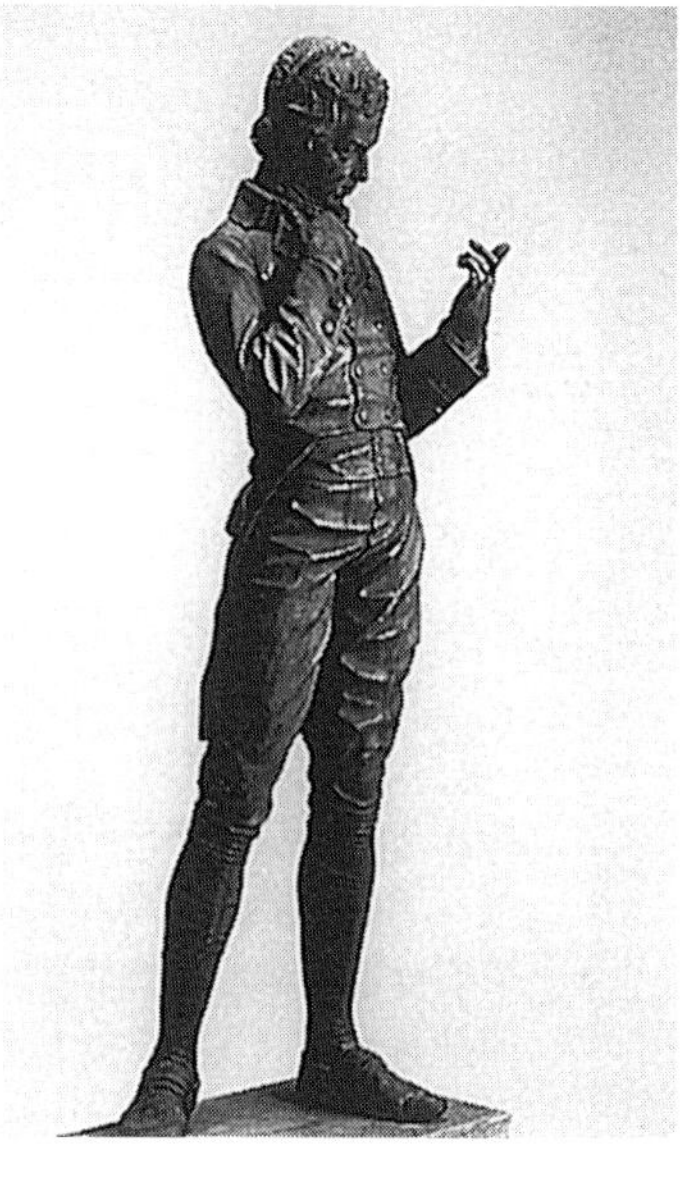

⑤東京藝術大学芸術資料館（現、同大学大学美術館）のジェンナーの木製立像。制作者は米原雲海。日本初の洋風彫刻法による作品、1897年（明治30）作。

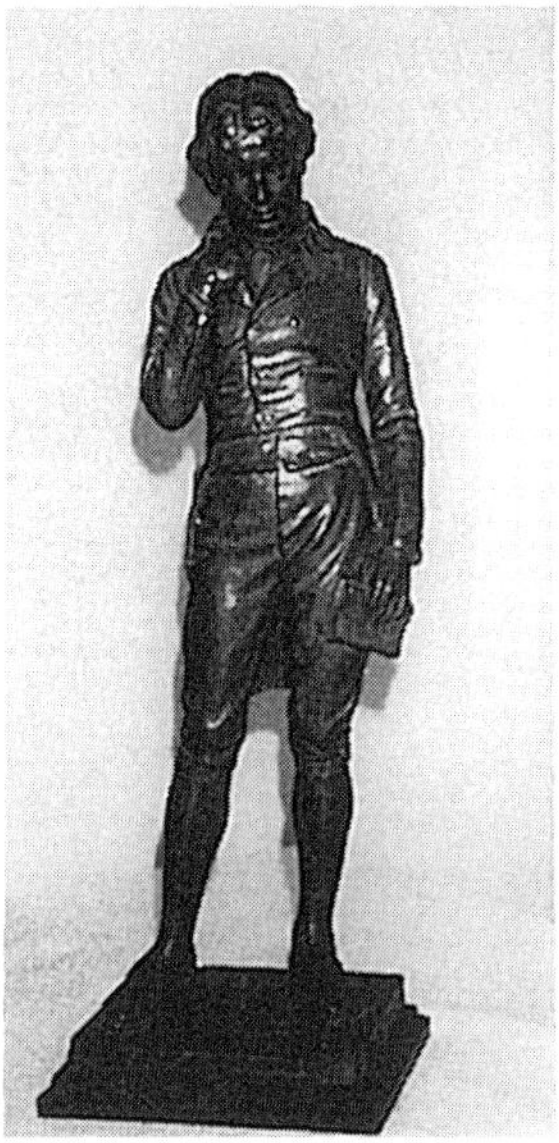

⑥横浜市、川田忠良先生旧蔵のジェンナー青銅立像。1923年（大正12）、米原雲海作。

雲海《うんかい》は感動をもって人に語っていたそうです。しかし、初めにつくった二尺《しゃく》の木彫像《もくちょうぞう》のゆくえはわかっていません。

同じ米原雲海《よねはらうんかい》によってつくられた四十センチほどのジェンナーの青銅像《せいどうぞう》が、ウエルカム・ビルディングの青銅像《せいどうぞう》とともに、一九八三年の「天然痘《てんねんとう》ゼロへの道」という展《てん》覧会《らんかい》で展示《てんじ》されました。同じものが日本国内の数カ所にある、と記録されていましたが、一九九三年にイギリス、バークレイのジェンナー博物館を訪《おとず》れたときに、この像《ぞう》が展示室《てんじしつ》におかれており、とても驚《おどろ》きました。日本にあるこれら三体のジェンナー像《ぞう》は、服装《ふくそう》といい、ポーズといい、雲海独特《うんかいどくとく》のジェンナー像《ぞう》といえます。

ジェノバのジェンナー像《ぞう》⑦

とうとうジェノバの大理石像《ぞう》にめぐりあうことができたのは、一九八一年のことでした。ウエルカム・ビルディングの青銅像《せいどうぞう》の説明文をもとに、藤野《ふじの》先生も一九六六年にジェノバに行き、博物館や病院を調べられたそうです。その三年後には、パラッゾ・ビアンコ美術館《びじゅつかん》に問い合わされ、「この像《ぞう》は確《たし》かにこの館にあるが、非公開なので来館しても見ることはできない」との返事をもらったとうかがっていました。

そこで本書でも紹介《しょうかい》した、当時世界保健機関《せかいほけんきかん》（WHO）に在任《ざいにん》中の蟻田功《ありたいさお》博士にお願いし、WHOのイタリア代表を通じて同美術館《びじゅつかん》と交渉《こうしょう》していただきました。ようやく見学の許可《きょか》を得、一九八一年八月二日、イタリア・ボローニャで開かれていた国際会議《こくさいかいぎ》の後で、当時研究室の助手であった生田和良《いくたかずよし》氏と、ミラノから列車でジェノバに向かいました。

ジェノバは明るい日差しのふりそそぐリビエラ海岸のほぼ中央にあり、中世から栄えた大きな港町です。日本でいえば神戸《こうべ》のように、山のふもとに横長に広がった美しい町で、コロンブスのふるさとでもあります。

たくさんの人びとの助けを借りて特別のは

からいを受け、私《わたし》たちは翌日《よくじつ》（月曜日で休館日でしたが）まず、パラッゾ・ロッソ（赤い宮殿《きゅうでん》、Palazzo Rosso）美術館《びじゅつかん》の事務所を訪《たず》ねました。女性の館長さんに歓迎《かんげい》のごあいさつをいただいた後、二人の青年の案内で、道路をへだてて向い合わせに建っているパラッゾ・ビアンコ美術館《びじゅつかん》に入りました。「白い宮《きゅう》殿《でん》」の名にふさわしく、十六世紀の貴族《きぞく》の館をしのばせる、白い壁《かべ》の美しい建物です。

　大理石像《ぞう》は、最上階の四階広間中央に、窓《まど》を背《せ》にしておかれていました。長年の思いがかなって出会ったジェンナー像《ぞう》です。「これだ！　これだ！」と思わず大声が出ました。ウエルカム・ビルディングの青銅像《せいどうぞう》とまったく同じ形でしたが、大理石ならではのまろやかさが、この像《ぞう》のすばらしさをいっそうきわだたせていました。あどけない幼児《ようじ》の表情《ひょうじょう》と、ジェンナーの鋭《するど》いまなざしが、みごとな対比《たいひ》をなし、見るものに深い感動を与えます。この像《ぞう》は、一八七八年にパリで開かれた万国博覧会《ばんこくはくらんかい》に展示され、アートコンテストで金賞に輝《かがや》いた作品です。

　台座に置かれた説明には「ジェンナーが息子に種痘《しゅとう》している像《ぞう》」と書かれていました。この大理石像《ぞう》と説明文が背景《はいけい》となって、日本では、ジェンナーは最初に自分の子どもに種《しゅ》痘《とう》したと誤《あやま》って伝えられたのかも知れません。

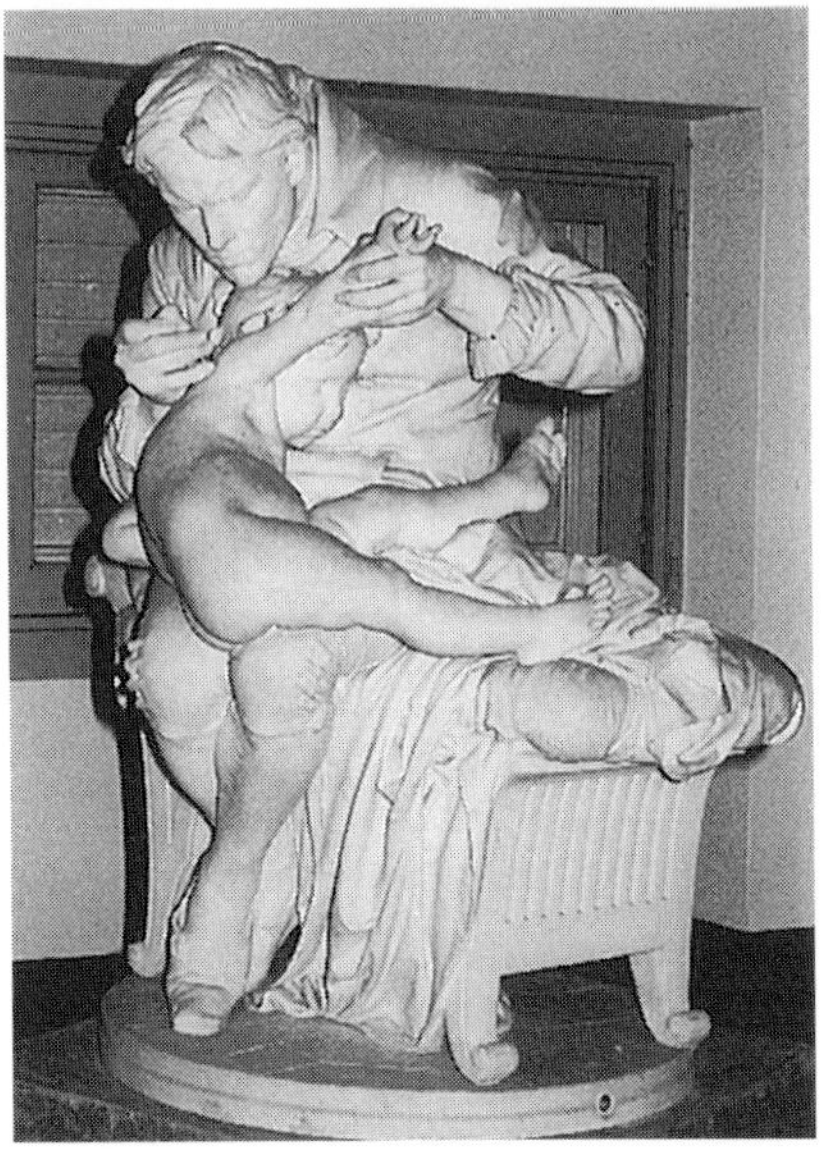

⑦イタリア・ジェノバ（Genoa／英語、Genova／イタリア語）パラッゾ・ビアンコ（Palazzo Bianco／白い宮殿）美術館にあるジェンナー種痘大理石像。モンテベルデ（Giulio Monteverde）により、1878年、ローマで製作。

イタリアの誇《ほこ》るべきこの彫像《ちょうぞう》が公開されていないのは、スタッフの数が少なく、目がゆき届《とど》かないためということです。帰国の翌《よく》日《じつ》、藤野《ふじの》先生に電話で報告《ほうこく》すると、「二代にしてやっと実現《じつげん》しましたね」と、深い思いのこもったお言葉が返ってきました。

ジェンナーの業績《ぎょうせき》は、現代《げんだい》のすべてのワクチン、免疫《めんえき》学、予防《よぼう》医学の原点であるといえます。ジェンナーの種痘《しゅとう》開発から二百二十年、ジェノバのジェンナー像《ぞう》も一般公開されることを願ってやみません。そして天然痘《てんねんとう》と闘《たたか》うジェンナーの、あの鋭《するど》いまなざしこそ、今、がんやエイズと闘《たたか》う私《わたし》たちのものにしたいと念願するものです。

あとがき

本書は小学校高学年および中学生向けに書いたものです。

第二次世界大戦前（昭和二〇年以前）、日本ほどジェンナーの伝記について広く知られていた国はありませんでした。日本におけるジェンナーの知名度は、イギリス以上であったといえます。それは戦前の小学校の修身の国定教科書に、ジェンナーの功績を讃える内容が記載されていたからです。中村圭吾著『教科書物語』（ノーベル書房、昭和四五年）によると、国定教科書の第一期（明治三七年より）のものより第五期（昭和一六年より昭和二〇年まで）に至るまで、そこにはジェンナーが紹介されていました。第五期の国定教科書では、ジェンナーの項目は第三学年用となっていますので、終戦の年（昭和二〇年）に小学校三年生（八～九歳）までの人、平成二十七年ではほぼ七十五歳《さい》より高齢《こうれい》の日本人が、すべて小学校でジェンナーについて学んだことになります。

しかし、戦後、国定教科書がなくなるとともに、ジェンナーを取り上げる教科書は次第になくなりました。一方、伝記としても「ジェンナーのわが子牛痘接種物語」や「ジェンナーのわが子豚痘接種物語」などについての一般的誤解が指摘されるにつれて、ジェンナーに関わる書物は店頭より姿を消しました。このような誤解は、それぞれの伝記の書かれた経緯や時代を考えると、ある程度はやむを得なかったともいえます。しかし、そのために、ジェンナーの偉大な功績が、一般から忘れ去られるのは大変残念なことです。

本書は、ジェンナーの牛痘接種法開発二百二十年という時期にあたり、日本の明日を担う若い人たちに、新たに明らかにされた史実と、新しい観点から改めてジェンナーの功績を紹介し、予防医学の大切さを知っていただくことを念願しつつ執筆したものです。

本書は当初、ジェンナー種痘法発明二〇〇年記念図書『ジェンナーの贈り物―天然痘から人類を守った人―』という書名で、一九九七年（平成九）三月に㈱菜根出版から刊行されました。その後重版の話が持ち上がりましたが、残念なことに菜根出版は解散し、重版するには至りませんでした。しかし、このたび緒方洪庵記念財団の緒方高志理事長や、同財団の除痘館記念資料室専門委員会のご理解、ご協力と、㈱創元社のご厚意で本書の復刊が実現するはこびとなりました。加えてこの機会に、従来増補・充実させたいと考えていた『ジェンナーの贈り物』中の「日本での天然痘対策」の項目に関して、新たに第二部を設け、除痘館記念資料室専門委員の先生方に執筆していただくことになりました。この内容の充実も長年の夢の一つで、感慨深い思いです。
　本書の発刊および復刊にあたっては、多くの方々にご協力や励ましをいただきました。特に発刊時にご校閲までいただいた大阪大学名誉教授の梅溪昇先生や高橋理明先生、お世話になった蟻田功先生はじめ、WHO、ジェンナー博物館、㈶ウエルカム・トラスト、パラッゾ・ビアンコ美術館、㈶阪大微生物病研究会、大阪大学適塾記念会、東京藝術大学芸術資料館、内藤記念くすり博物館、川田忠良氏、旧厚生省保健医療局エイズ結核感染症課の岩尾總一郎課長、旧菜根出版の高橋愛、井上邦子の両氏に深く感謝いたします。また、復刊にさいしては、ご寄稿いただいた除痘館記念資料室専門委員会の緒方高志理事長や古西義麿、米田該典、淺井允晶の三先生、川上潤事務長など、多くの方々に温かいご理解とご協力をいただきました。心から厚く御礼申し上げます。

加藤四郎

第二部

幕末《ばくまつ》日本の蘭方医《らんぽうい》たち

―天然痘《てんねんとう》との闘《たたか》い―

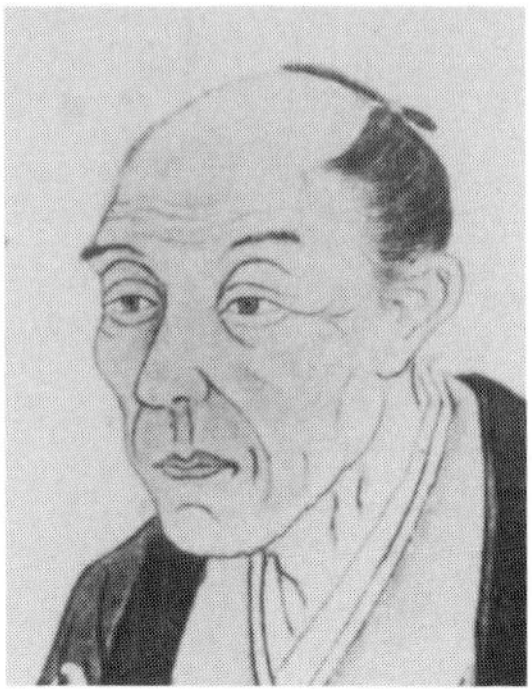

楢林宗建《ならばやしそうけん》〈一八〇二～一八五二〉

ジェンナーが安全だと主張して広く使われるようになった痘苗《とうびょう》（種痘《しゅとう》のもととなるワクチンを得る元苗）は、牛から得たものでした。

牛痘種痘法《ぎゅうとうしゅとうほう》が開発されるまでは、痘瘡《とうそう》を発病した人から痘苗《とうびょう》を得てワクチンをつくっていました（人痘苗《じんとうびょう》）。しかし、それでは種痘《しゅとう》を接種《せっしゅ》された人が、ときとして感染《かんせん》してしまうことがありました。人痘苗《じんとうびょう》は、長年天然痘《てんねんとう》に悩《なや》まされてきた人たちにとっては、大きな救いでした。でも、それで感染《かんせん》してしまった人には困ったことです。そこで、当時の医者たちは、完全に予防《よぼう》が可能《かのう》で、安全なワクチンを求めていたのです。

そのようなときに、ジェンナーが、「牛から得たワクチン（牛痘苗《ぎゅうとうびょう》）は天然痘《てんねんとう》を完全に予防《よぼう》することができるだけでなく、再《ふたた》び感染《かんせん》することもない」と発表したのです。ときに一七九六年のことでした。

理想的なワクチンができたことを知った人々は一刻《いっこく》も早く入手したいと思ったのでしょ

う。牛痘苗《ぎゅうとうびょう》はあっという間に世界中に広がりました。しかし、日本では当時、海外との交《こう》易《えき》は中国とオランダだけに限《かぎ》られていました。オランダは、インドネシアのバタヴィア（インドネシアのジャカルタ）に東インド会社をもうけて、そこを拠点《きょてん》として交易《こうえき》をしていましたが、それでも遠距離《えんきょり》で、日本にはなかなか有効《ゆうこう》な（活性がある）牛痘苗《ぎゅうとうびょう》が届《とど》きませんでした。

嘉永《かえい》元年（一八四八）、オランダ商館の医師《いし》として日本にやって来たモーニケは、バタヴィアを出発するときに取れた、活性のある痘苗《とうびょう》を持参していました。ところが、暑い中での長い航海《こうかい》の間に、痘苗《とうびょう》の活性は失われてしまったようで、長崎に着いたときには有効《ゆうこう》ではありませんでした。

楢林宗建《ならばやしそうけん》をはじめ多くの人たちが、そのことを耳にし、活性のある痘苗《とうびょう》を日本へ運ぶためのいくつかの案を提供《ていきょう》しました。案の多くは、以前から中国の人痘苗《じんとうびょう》の輸入《ゆにゅう》に使われていた方法でした。

翌年《よくねん》、これにもとづいて、モーニケの依頼《いらい》でバタヴィアからいくつもの方法で日本に痘《とう》苗《びょう》が運ばれました。そしてただちに楢林宗建《ならばやしそうけん》にもたらされ、宗建《そうけん》は自らの子どもや親戚《しんせき》の子どもたちに接種《せっしゅ》をして、有効《ゆうこう》な痘苗株《とうびょうかぶ》が伝来していることを見出《みいだ》したのです。その後全国に広がった種痘《しゅとう》は、そのとき有効《ゆうこう》と確認《かくにん》された株《かぶ》に始まっています。

では、楢林宗建《ならばやしそうけん》はどんな人なのでしょう。

長崎の楢林家《ならばやし》といえば、長崎にオランダ商館が開かれて以来、代々通詞《つうじ》（長崎のオランダ人との通訳《つうやく》、出島の商館の業務を援助《えんじょ》する人）として活躍《かつやく》していました。その後、楢《なら》林鎮山《ばやしちんざん》の代になってオランダ医学を学び、ひとかどの蘭方医《らんぽうい》になっていたのです。鎮山《ちんざん》の子孫には通詞《つうじ》と蘭方医《らんぽうい》の二系が長崎にありました。その鎮山《ちんざん》から四代目にあたるのが宗《そう》建《けん》や兄の栄建《えいけん》です。兄は早く京都へ出ましたが、宗建《そうけん》は長崎にとどまって医師《いし》として活躍《かつやく》しました。やがて、佐賀藩《はん》の藩医《はんい》として召《め》し抱《かか》えられてからも、長崎に住まいしたままでした。

そして佐賀藩主《はんしゅ》鍋島直正《なべしまなおまさ》の助力もあって、モーニケの取り寄せた牛痘苗《ぎゅうとうびょう》がまず宗建《そうけん》のもとにやってきたのです。詳《くわ》しい経緯《けいい》については彼《かれ》の自著《じちょ》『牛痘小考《ぎゅうとうしょうこう》』、『慕尼《モーニケ》缺対談録《たいだんろく》』などに記されています。

牛痘苗《ぎゅうとうびょう》はその後、宗建《そうけん》から佐賀藩《はん》に、そして藩《はん》から江戸詰《づ》めの藩主《はんしゅ》に届《とど》けられ、同じく江戸在籍の佐賀藩医《はんい》、伊東玄朴《いとうげんぼく》らの努力で関東一円に広まりました。

一方、長崎にもたらされた牛痘苗《ぎゅうとうびょう》は、京都の日野鼎哉《ひのていさい》にも届《とど》けられました。そのときに貢献《こうけん》したのは、痘苗《とうびょう》の輸入時にも適切な助言をしてきた長崎の通詞《つうじ》や通事《つうじ》（清国《しんこく》との交易《こうえき》時の通訳、長崎に住む清《しん》の人々の世話をする人）たちでした。

京都に着いた牛痘苗《ぎゅうとうびょう》は、さらに大阪の緒方洪庵《おがたこうあん》、越前《えちぜん》の笠原良策《かさはらりょうさく》らに伝えられ、関西を始めとして、北陸・中国などの各地に広まっていきました。

このようにして広がった牛痘種痘《ぎゅうとうしゅとう》ですが、その拠り所《よどころ》は、牛痘種痘《ぎゅうとうしゅとう》の効果《こうか》だけでなく、接種《せっしゅ》した人びとに天然痘《てんねんとう》の患者《かんじゃ》が一人も発生しなかったことです。

こんなに評価《ひょうか》される医療法《いりょうほう》でしたから、一番乗りの栄誉《えいよ》を独り占め《ひとりじ》したいとか、さらには、自分の手がらにしようと考える人もいたようです。しかし、当時の記録や書物を丹念《たんねん》に調べても、わが国への牛痘苗《ぎゅうとうびょう》の輸入《ゆにゅう》に努力し、それを広げた最初の人はやはり楢林《ならばやし》宗建《そうけん》に行き着くことがわかりました。

種痘《しゅとう》を完全に行い、急速に広げるのにはそれなりの技術《ぎじゅつ》が必要です。でも、牛痘苗《ぎゅうとうびょう》の渡来《とらい》以前には人痘種痘《じんとうしゅとう》も行われていました。種痘《しゅとう》の技術《ぎじゅつ》としては、牛痘法《ぎゅうとうほう》と人痘法《じんとうほう》に大きなちがいはありません。

牛痘種痘法《ぎゅうとうしゅとうほう》が普及《ふきゅう》するまでは、牛痘《ぎゅうとう》を幼児《ようじ》に接種《せっしゅ》したら、子どもが牛になるなどと根も葉もないことをいいふらされて、牛痘種痘《ぎゅうとうしゅとう》を妨害《ぼうがい》されることも各地であったようです。

いつの時代にも、新しいことを始め、広めるときには、さまざまな困難《こんなん》がつきまとうものです。そんな困難《こんなん》を乗り越《こ》えて、宗建《そうけん》をはじめとする当時の医者たちは、効果《こうか》を信じて牛《ぎゅう》痘種痘《とうしゅとう》を行いました。

彼《かれ》らの努力が実って、日本では昭和三十年（一九五五）に最後の患者《かんじゃ》を出したきり、天《てん》然痘《ねんとう》はなくなりました。そして昭和五十五年（一九八〇）には、「地球上から天然痘患者《てんねんとうかんじゃ》はいなくなった」とＷＨＯ（世界保健機関《せかいほけんきかん》）が宣言《せんげん》したのです。ジェンナーが牛痘種痘法《ぎゅうとうしゅとうほう》を開発してから百八十年、日本に牛痘苗《ぎゅうとうびょう》が渡来《とらい》して百三十年後のことでした。

（米田該典《よねだかいすけ》）

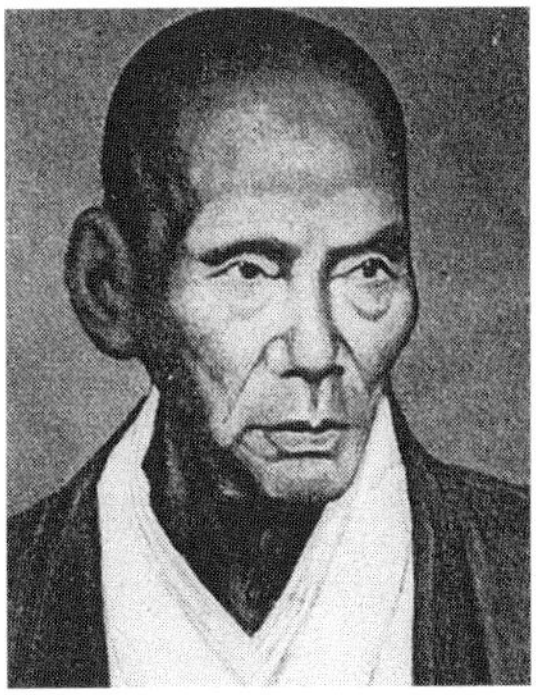

伊東玄朴《いとうげんぼく》〈一八〇一～一八七一〉

伊東玄朴《いとうげんぼく》の牛痘種痘法普及《ぎゅうとうしゅとうほうふきゅう》への功績《こうせき》は、オランダから牛《ぎゅう》痘苗《とうびょう》取り寄せを実現《じつげん》し、種痘《しゅとう》を広めるとともに、お玉ケ池《たまがいけ》種痘所《しゅとうじょ》を設立《せつりつ》したことでしょう。これは、当時まだ幕府《ばくふ》に正式に認《みと》められていなかった蘭方医《らんぽうい》の地位を確立《かくりつ》することにもつながりました。

では順を追って、伊東玄朴《いとうげんぼく》の生涯《しょうがい》をたどってみましょう。玄朴《げんぼく》は、寛政《かんせい》十二年（一八〇一）十二月二十八日に、肥前《ひぜん》国神埼《かんざき》郡仁比山《にいやま》村（現在《げんざい》の佐賀県神埼《かんざき》市神埼《かんざき》町）の執行重吉《しぎょうじゅうきち》の長男として生まれました。子どもの頃《ころ》の名は勘蔵《かんぞう》で、十一歳《さい》で仁比山不動尊《にいやまふどうそん》の玄達法印《げんたつほういん》に漢学を学び、十六歳《さい》にして小渕《おぶち》村の漢方医《かんぽうい》・古川左庵《ふるかわさあん》に弟子入りしました。

三年後、父が亡くなったため、自宅に帰って医師《いし》となりました。生まれつき医学の才能《さいのう》があったようで、大変評判になりました。父の借金などを返済《へんさい》し、新しく田畑を買うなどして、家督《かとく》を弟に譲《ゆず》ると、玄朴《げんぼく》はさらに医学を極めようと郷里《きょうり》を出ました。文政《ぶんせい》五年

（一八二二）、二十三歳《さい》のときのことです。

佐賀の蘭方医《らんぽうい》・島本良順《しまもとりょうじゅん》（龍嘯《りゅうしょう》）に学び、次いで長崎のオランダ大通詞《おおつうじ》猪俣伝次右衛門《いのまたでんじえもん》家では、住みこみで雑用をこなしながら、蘭学《らんがく》にとりくみました。この頃《ころ》シーボルトが来日し鳴滝塾《なるたきじゅく》で学べたことは好運でした。

文政《ぶんせい》九年（一八二六）、シーボルトがオランダ商館長とともに江戸に出かけることになると、師《し》の猪俣伝次右衛門《いのまたでんじえもん》も同行を命じられ、家族と玄朴《げんぼく》もこれにつきしたがいました。ところがその途中《とちゅう》の沼津《ぬまづ》で伝次右衛門《でんじえもん》がなくなり、玄朴《げんぼく》は家族のことを頼《たの》まれます。その後、シーボルトが長崎に戻《もど》ってからも、玄朴《げんぼく》は伝次右衛門《でんじえもん》の息子・源三郎《げんざぶろう》とともに江戸に残り、浅草《あさくさ》の天文台で蘭学《らんがく》を教えました。

翌年《よくねん》、長崎へ戻《もど》ることになったとき、玄朴《げんぼく》は源三郎《げんざぶろう》から、シーボルト宛《あ》ての届《とど》け物（中身は日本地図など、高橋景保《たかはしかげやす》からの贈り物）を預《あず》かり、届《とど》けました。しかし、当時、日本地図を国外に持ち出すことは禁止《きんし》されていたため、シーボルトが帰国するさい、日本地図を持ち帰ろうとしたことが大きな事件になりました。罪《つみ》に問われた源三郎《げんざぶろう》は捕《とら》えられて獄《ごく》死《し》し、一方、玄朴《げんぼく》は、中身を知らなかったとして、かろうじて罪《つみ》をまぬがれました。

文政《ぶんせい》十一年（一八二八）、玄朴《げんぼく》は、江戸本所番場町《ほんじょばんばちょう》に医業を開き、伝次右衛門《でんじえもん》の娘《むすめ》、輝《てる》と結婚《けっこん》しました。翌年《よくねん》には伊東玄朴《いとうげんぼく》と改名しています。「伊東《いとう》」は母方の姓です。さらに、天保《てんぽう》四年（一八三三）には、下谷御徒町和泉橋通《したやおかちまちいずみばしどおり》の大邸宅に転居し、象先堂《しょうせんどう》という塾《じゅく》を開きました。ここでは四百人を超《こ》える多数の門人が学んでいました。

こうして、蘭方医《らんぽうい》としての活躍《かつやく》が知られるようになり、天保《てんぽう》二年（一八三一）、佐賀藩《はん》主鍋島直正《しゅなべしまなおまさ》に召《め》し抱《かか》えられました。玄朴《げんぼく》は語学の才能《さいのう》を生かして、藩主《はんしゅ》に新しい知識《ちしき》を提《てい》供《きょう》し、たいへん重用されたと伝えられています。執筆《しっぴつ》にも力を入れ、安政《あんせい》五年（一八五八）には、『医療正始《いりょうせいし》』八巻二十四冊《さつ》を刊行しました。また、池田洞雲《いけだどううん》とともに、フーフェランドの『牛痘種法篇《ぎゅうとうしゅほうへん》』を共訳《きょうやく》しています。

さて、この頃《ころ》になると、天然痘《てんねんとう》が流行し始めました。玄朴《げんぼく》は藩主《はんしゅ》に天然痘《てんねんとう》の予防《よぼう》ワクチンである牛痘苗《ぎゅうとうびょう》をバタヴィア（インドネシアのジャカルタ）から取り寄せるように願い出て、許されました。嘉永《かえい》二年（一八四九）に届《とど》いた牛痘苗《ぎゅうとうびょう》は、長崎在住の佐賀藩医《はんい》楢林《ならばやし》宗建《そうけん》が三男建三郎《けんざぶろう》に接種《せっしゅ》して、初めての牛痘種痘法《ぎゅうとうしゅとうほう》を成功させました。宗建《そうけん》は佐賀でも子どもたちに牛痘種痘《ぎゅうとうしゅとう》を接種《せっしゅ》し、領内《りょうない》へ広める見本を示《しめ》しました。これをきっかけに、牛痘《ぎゅうとう》種痘法《しゅとうほう》は全国へ広まりました。

玄朴《げんぼく》は人痘種痘《じんとうしゅとう》を行った経験《けいけん》もあり、佐賀での種痘《しゅとう》成功を聞いて痘苗《とうびょう》をもとめ、嘉永《かえい》二年（一八四九）十一月、牛痘苗《ぎゅうとうびょう》（ワクチン）を手に入れました。玄朴《げんぼく》は周辺で種痘《しゅとう》を行うとともに、桑田立斎《くわたりゅうさい》など、一部の有志《ゆうし》にこのワクチンを分け与えました。

江戸では種痘《しゅとう》に反対している医学館があり、広めにくい状況《じょうきょう》にありましたが、玄朴《げんぼく》は江戸にいる蘭学者《らんがくしゃ》に種痘所建設《しゅとうじょけんせつ》をよびかけ、八十三名がお金を出してあって、安政《あんせい》五年（一八五八）五月、幕府《ばくふ》の許可《きょか》を得て、神田《かんだ》お玉ヶ池《たまがいけ》に種痘所《しゅとうじょ》をもうけました。

また、同じ年の七月、将軍家定《しょうぐんいえさだ》が危篤状態《きとくじょうたい》になり、玄朴《げんぼく》と戸塚静海《とづかせいかい》が奥医師《おくいし》（幕府《ばくふ》の医官《いかん》）に任命されて将軍《しょうぐん》を診察《しんさつ》しました。結局、家定《いえさだ》はなくなったものの、さらに蘭方医《らんぽうい》四人が奥医師《おくいし》に加わりました。同時に、嘉永《かえい》二年（一八四九）に出されていた蘭方禁止令《らんぽうきんしれい》は解《と》かれ、蘭方医《らんぽうい》が幕府《ばくふ》内でも認められることとなりました。

お玉ヶ池種痘所《たまがいけしゅとうじょ》は万延《まんえん》元年（一八六〇）に幕府《ばくふ》の施設《しせつ》となりました。その後西洋医学所、医学所と改称《かいしょう》され、単なる種痘所《しゅとうじょ》にとどまらず、西洋医学の学校となりました。この学校は後に東京大学医学部の基礎《きそ》となりました。

お玉ヶ池種痘所《たまがいけしゅとうじょ》の生みの親伊東玄朴《いとうげんぼく》は絶頂期《ぜっちょうき》の文久《ぶんきゅう》三年（一八六三）に奥医師《おくいし》を解任《かいにん》されるなど、苦難《くなん》にもあいましたが、最後はもとの開業医として、明治《めいじ》四年（一八七一）正月二日に、七十二歳《さい》の天寿《てんじゅ》をまっとうしました。

（古西義麿《こにしよしまろ》）

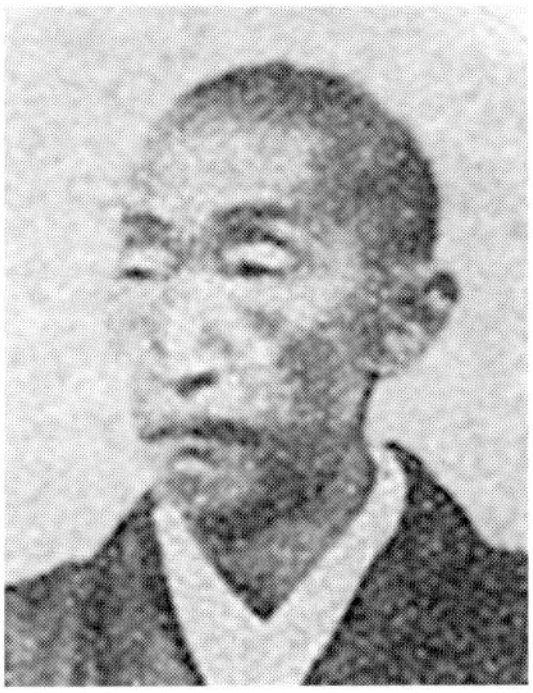

笠《かさ》原《はら》良《りょう》策《さく》〈一八〇九〜一八八〇〉

長崎のオランダ商館の医師《いし》モーニケのもとめで、天然痘《てんねんとう》を予防《よぼう》する牛痘《ぎゅうとう》の痘苗《とうびょう》（ワクチン）がバタヴィア（インドネシアのジャカルタ）から長崎に届《とど》けられたのは、嘉永《かえい》二年（一八四九）夏のことでした。その頃《ころ》、越前《えちぜん》福井（福井県）で牛痘種痘《ぎゅうとうしゅとう》を広めるため、痘苗《とうびょう》の到着《とうちゃく》を待ちこがれていた医師《いし》がいました。笠原良《かさはらりょう》策《さく》（白翁《はくおう》）です。

良策《りょうさく》は福井の足羽《あすわ》郡深見《ふかみ》村（現在《げんざい》の足羽《あすわ》町）の医師《いし》、笠原竜斎《かさはらりゅうさい》の子で、文化《ぶんか》六年（一八〇九）に生まれました。医師《いし》になることをこころざし、福井藩《はん》の医学所「済世館《さいせいかん》」や江戸の磯野《いその》公道《こうどう》に漢方《かんぽう》医学を学び、福井で開業しましたが、あるとき蘭方医《らんぽうい》の大武了玄《おおたけりょうげん》から蘭方医学《らんぽういがく》のすぐれた内容《ないよう》を聞き、それを確《たし》かめた良策《りょうさく》は蘭方《らんぽう》への道をあゆみ始めました。

天保《てんぽう》十一年（一八四〇）には京都にのぼり、あらためて牛痘種痘《ぎゅうとうしゅとう》にもくわしい蘭方医《らんぽうい》の日野鼎哉《ひのていさい》の弟子になりました。そのころ福井の人びとは、飢饉《ききん》に加えて天然痘《てんねんとう》の流行に恐《おそ》れおののいていました。良策《りょうさく》が牛痘種痘《ぎゅうとうしゅとう》の知識《ちしき》を多く身につけたことはいうまでもありません。

福井に帰った良策《りようさく》は、医療《いりよう》活動のかたわら、牛痘種痘《ぎゆうとうしゆとう》の接種《せつしゆ》にもちいる牛痘苗《ぎゆうとうびよう》（ワクチン）をさがしもとめます。しかしそれは、手をつくしても入手できません。当時、長崎のオランダ商館の医師《いし》たちも、いくどか牛痘苗《ぎゆうとうびよう》の輸入《ゆにゆう》をこころみましたが、いずれも成功しなかったのです。月日は、むなしく過《す》ぎ去っていくばかりでした。

そのようすが変わったのは、それから十年あまりのちのことでした。再《ふたた》び京都の鼎哉《ていさい》のもとを訪《おとず》れた良策《りようさく》が、『引痘略《いんとうりやく》』という中国（清《しん》）の牛痘種痘《ぎゆうとうしゆとう》書を見て、鼎哉《ていさい》と相談し、一つの方策《ほうさく》を考えついたからでした。それは福井藩《はん》を通して幕府《ばくふ》に協力を願い、中国から痘苗《とうびよう》を輸入《ゆにゆう》しようというものでした。福井に帰った良策《りようさく》は、さっそく藩《はん》にこの願い書きを提出《ていしゆつ》しました。弘化《こうか》三年（一八四六）のことでした。また一方、鼎哉《ていさい》は知人であった長崎の唐通事《とうつうじ》、頴川四郎八《えがわしろはち》に協力をたのんでいます。しかし、藩《はん》に出した良策《りようさく》の願いは、なかなか理解《りかい》されませんでした。

二年後の嘉永《かえい》元年（一八四八）、良策《りようさく》は再《ふたた》び願いを提出《ていしゆつ》し、ようやく福井藩主《はんしゆ》松平慶永《まつだいらよしなが》の理解《りかい》のもと幕府《ばくふ》、とりわけ長崎奉行《ぶぎよう》の協力を得られるはこびとなりました。これには藩《はん》の重臣の助けもありましたが、長年の念願をかなえた良策《りようさく》の心は、おどりあがらんばかり

であったと思われます。そして、良策《りょうさく》らは、中国から長崎にもたらされた場合の痘苗《とうびょう》受け入れ計画をすすめ、待ちわびるのでした。

長崎のオランダ商館の医師《いし》モーニケのもとにバタヴィアから牛痘苗《ぎゅうとうびょう》が届《とど》き、小児への接《せつ》種《しゅ》が成功したのは、嘉永《かえい》二年（一八四九）の夏、ちょうどそのときのことでした。長崎で牛痘種痘《ぎゅうとうしゅとう》はまたたくまに広がりました。孫の腕《うで》に痘苗接種《とうびょうせつしゅ》を受け、「うえつぎ」をしてもらった頴川四郎八《えがわしろはち》は、腕《うで》にできた「カサブタ」を、頼《たの》まれていたとおり、越前《えちぜん》福井藩《はん》のものとして京都の鼎哉《ていさい》のところに急いで送ります。「カサブタ」は鼎哉《ていさい》のもとでも小児への「うえつぎ」に成功しました。鼎哉《ていさい》はまもなく京都を訪《おとず》れた良策《りょうさく》とともに、牛痘種痘《ぎゅうとうしゅとう》を広めながら痘苗《とうびょう》を確保《かくほ》する方法をとり、普及《ふきゅう》のための拠点《きょてん》「除痘館《じょとうかん》」を京都に開きました。十月十六日のことでした。この除痘館《じょとうかん》活動で「うえつぎ」を続け、その保存《ほぞん》と確保《かくほ》をはかることは、良策《りょうさく》にとって、それを福井に持ち帰り、伝えるための最も大切な仕事だったのです。痘苗《とうびょう》は大阪の鼎哉《ていさい》の弟、日野葛民《ひのかつみん》や緒方洪庵《おがたこうあん》らにも分け与えられ、彼《かれ》らも大阪に除痘館《じょとうかん》をもうけて牛痘種痘《ぎゅうとうしゅとう》を広める活動をすすめました。この大阪の除痘館《じょとうかん》のはたらきにより、日本の各地に活動が広められたことは有名です。

こうして、準備《じゅんび》をととのえた良策《りょうさく》は、江戸の福井藩邸《はんてい》に痘苗《とうびょう》を送ったうえで、十一月十九日福井に向けて旅立ちました。北陸への道は、この時期、深い雪におおわれたけわしい峠《とうげ》を越《こ》えなければなりません。このため、天候によっては何日かかるかわからないのです。そこで道すがら、小児から小児へ痘苗《とうびょう》をうえつぐ一方、途中《とちゅう》の今庄《いまじょう》にも、うえつぎ用の小児を待機させるという念の入れようでした。

予想通り、旅はきびしい風雪との戦いになりました。峠越《とうげご》えでは深い雪や吹雪《ふぶき》のなかで、小児を連れた一行は、離《はな》ればなれにならないように手をつなぎ、叫《さけ》びあいながら一歩ずつ歩んだことも記録されています。まさに命がけの旅でした。

しかし、これによって痘苗《とうびょう》は十一月二十五日、無事に福井に届《とど》けられ、伝えられました。さっそく、仮の除痘所《じょとうしょ》をもうけた良策《りょうさく》は、接種《せっしゅ》を開始しました。この施設《しせつ》は、翌年《よくねん》福井藩《はん》の公認《こうにん》する「除痘館《じょとうかん》」となり、その後新たな施設《しせつ》に引きつがれて、福井の牛痘接種《ぎゅうとうせっしゅ》の拠点《きょてん》として発展《はってん》しました。良策《りょうさく》のはたらきとともに、福井から府中《ふちゅう》や敦賀《つるが》・鯖江《さばえ》・大野《おおの》、あるいは加賀《かが》や越中《えっちゅう》など、北陸路に広くそれが伝えられていったことは有名です。

このように見てくると、天然痘《てんねんとう》から人びとを救うために牛痘種痘《ぎゅうとうしゅとう》の実現《じつげん》と普及《ふきゅう》に力をつくし、努力をかさねた笠原良策《かさはらりょうさく》は、幕末《ばくまつ》の日本に牛痘種痘法《ぎゅうとうしゅとうほう》を導《みちび》き入れるうえで貴重《きちょう》な役割《やくわり》を果たした存在《そんざい》であったといえるでしょう。

（浅井允晶《あさいのぶあき》）

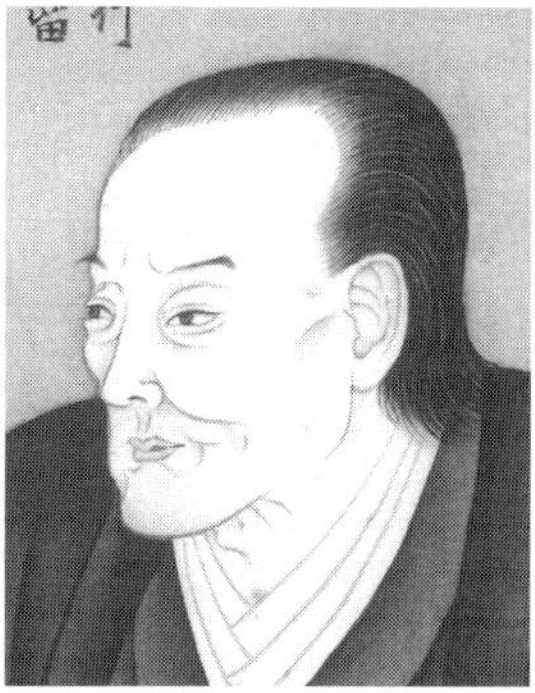

緒方洪庵《おがたこうあん》〈一八一〇〜一八六三〉

緒方洪庵《おがたこうあん》は、幕末《ばくまつ》の日本を代表する大変有名な蘭方医《らんぽうい》であり、蘭学者《らんがくしゃ》です。大阪に「当時全国第一の蘭学塾《らんがくじゅく》」といわれた「適塾《てきじゅく》」を開き、明治維新《めいじいしん》以後の日本の新しい世の中をつくるために活躍《かつやく》した福澤諭吉《ふくざわゆきち》や大村益次郎《おおむらますじろう》など、たくさんの立派《りっぱ》な人びとを育てあげたことで知られています。しかも、一方では、古くから人びとを苦しめてきた恐《おそ》ろしい天然痘《てんねんとう》という伝染病《でんせんびょう》と、生涯《しょうがい》をかけて闘《たたか》った蘭方医《らんぽうい》でもあったのです。

洪庵《こうあん》は文化《ぶんか》七年（一八一〇）、岡山の足守藩士《あしもりはんし》、佐伯惟因《さえきこれより》の三男として、足守《あしもり》（現在《げんざい》の岡山市北区足守《あしもり》）に生まれました。やがて、医師《いし》をこころざし、大阪で中天游《なかてんゆう》、江戸で坪《つぼ》井信道《いしんどう》や宇田川榛斎《うだがわしんさい》に蘭方《らんぽう》医学や蘭学《らんがく》を学び、長崎修業《しゅぎょう》ののち大阪で開業、それとともに「適塾《てきじゅく》」を開き、活動しました。その間、西洋の医学書を翻訳《ほんやく》し、研究するなかで、ジェンナーによって開発された牛痘種痘法《ぎゅうとうしゅとうほう》が、天然痘《てんねんとう》を予防《よぼう》するすばらしい効果《こうか》を持つことも知りました。

ところが、牛痘種痘《ぎゅうとうしゅとう》に用いる牛痘苗《ぎゅうとうびょう》（ワクチン）は、日本の国内では手に入りません。当時、長崎のオランダ商館の医師《いし》たちも、その輸入《ゆにゅう》を試みましたが、なかなか思うようにはいきません。そこで、洪庵《こうあん》は、すでに早く中国から伝えられていた天然痘《てんねんとう》のカサブタを粉にして鼻からふきこむ方法（鼻乾苗法《はなかんびょうほう》）で、小児を救おうとしました。でも、試みは失敗に終わりました。残念で、悔《くや》しい思いがつのるばかりでした。このため、洪庵《こうあん》にとっても、輸入《ゆにゅう》した痘苗《とうびょう》を手に入れて種痘《しゅとう》を広め、人びとを天然痘《てんねんとう》から救うことは、なにより大切な目標になっており、牛痘苗《ぎゅうとうびょう》の入手を待ちのぞむ日々が続きました。

やがて、その願いがかなう日が訪《おとず》れました。待ちに待った牛痘苗《ぎゅうとうびょう》が長崎のオランダ商館の医師《いし》、モーニケのもとに伝えられたのです。嘉永《かえい》二年（一八四九）夏のことでした。痘《とう》苗《びょう》は、またたくまに日本の各地に伝えられていきました。痘苗《とうびょう》を手に入れた長崎の唐通《とうつう》事《じ》、頴川四郎八《えがわしろはち》も、京都の日野鼎哉《ひのていさい》に急いでそれを送りました。鼎哉《ていさい》は福井藩《はん》の痘苗《とうびょう》取り寄せ計画を応援《おうえん》し、それを進める笠原良策《かさはらりょうさく》（白翁《はくおう》）に協力していたのでした。鼎哉《ていさい》は良策《りょうさく》とともに京都に接種《せっしゅ》の拠点《きょてん》「除痘館《じょとうかん》」を開きました。

その情報は大阪にも届《とど》きました。当時、大阪で牛痘苗《ぎゅうとうびょう》を待ち望んでいた鼎哉《ていさい》の弟の蘭方《らんぽう》医《い》、日野葛民《ひのかつみん》や緒方洪庵《おがたこうあん》らの胸はたかなりました。彼《かれ》らはただちに京都の除痘館《じょとうかん》に向かい、良策《りょうさく》や鼎哉《ていさい》に痘苗《とうびょう》を分けてくれるよう頼《たの》みました。でも、このときの願いは聞き入れられませんでした。京都で用いられていた痘苗《とうびょう》は、福井藩《はん》のために送られてきており、藩《はん》の所有物だとされていたからでした。藩《はん》のものを勝手に分けることは許されないというのが、良策《りょうさく》の考えだったのです。しかし、葛民《かつみん》や洪庵《こうあん》らは引き下がりません。なんとしても痘苗《とうびょう》を分けてもらい、天然痘《てんねんとう》から人々を救いたいという熱意が、それを支えていたと思われます。

はげしい話しあいが続きました。でも、天然痘《てんねんとう》から人々を救う思いは、どちらも同じでした。そのために大切なことは、牛痘種痘《ぎゅうとうしゅとう》の「うえつぎ」を続け、痘苗《とうびょう》の絶《た》えるのを防《ふせ》ぐことでした。その結果、痘苗《とうびょう》を確保《かくほ》するという理由で大阪での「うえつぎ」をすすめ、逆《ぎゃく》に良策《りょうさく》らが「うえつぎ」を依頼《いらい》する形をとることになりました。すじみちを通したわけです。こうして、痘苗《とうびょう》をうえた小児を連れた良策《りょうさく》らが大阪の除痘館《じょとうかん》におもむき、分苗《ぶんびょう》の儀式《ぎしき》をとり行いました。十一月七日のことでした。葛民《かつみん》や洪庵《こうあん》らのよろこびは大変なものでした。

大阪の除痘館《じょとうかん》は葛民《かつみん》、洪庵《こうあん》、大和屋喜兵衛《やまとやきへえ》の三人の手で、古手町に開かれました。洪庵《こうあん》を中心とする三人は、「除痘館《じょとうかん》の目的は、仁術《じんじゅつ》をすすめ、人を救うことを第一とする」という誓《ちか》いを立てました。この精神《せいしん》に賛同《さんどう》した医師《いし》たちも駆《か》けつけ、仲間と組織が生まれました。仲間には原左一郎《はらさいちろう》（老柳《ろうりゅう》）や緒方郁蔵《おがたいくぞう》など、大阪を代表する医師《いし》たちも加わっていました。

除痘館《じょとうかん》の仲間はきわめて精力的に活動しました。接種《せっしゅ》を通じて大阪市中の人々を救うだけでなく、近畿《きんき》・中国・四国・九州のほか東海・北陸、あるいは江戸におよぶ各地に痘苗《とうびょう》を伝え、種痘法《しゅとうほう》を広めていきました。除痘館《じょとうかん》を開いてからわずか五カ月で、それらの地域六十四カ所にそれが伝えられたことも知られています。信じられないほど早い広がりでした。その間、洪庵《こうあん》は嘉永《かえい》三年（一八五〇）一月、足守藩主木下利恭《あしもりはんしゅきのしたとしやす》の命により、足守《あしもり》に帰って足守除痘館《あしもりじょとうかん》を開き、その周辺に種痘《しゅとう》を広めました。洪庵《こうあん》は足守藩医《あしもりはんい》にもなっていたからです。

ところが、しばらくすると大阪の除痘館《じょとうかん》のこうした活動にも、大きな壁《かべ》が立ちはだかりました。牛痘《ぎゅうとう》は体に悪いなどのうわさが広まり、人々が種痘《しゅとう》の効《き》きめを信じなくなったのです。洪庵《こうあん》ら除痘館《じょとうかん》の仲間には苦しい日々が続きました。でも、彼《かれ》らは負けません。あちらこちらと走りまわり、説明に説明をかさね、諭《さと》して、諭《さと》していくのでした。こうした時期は三、四年続きましたが、彼《かれ》らはそれをなんとか乗り越《こ》えました。人々を救うという強い信念が、それをなしとげさせたのでしょう。

牛痘種痘《ぎゅうとうしゅとう》をたくさんの人びとに受けいれてもらう一番の方法は、町を支配《しはい》する幕府《ばくふ》や奉行所《ぶぎょうしょ》が種痘《しゅとう》の効果《こうか》を人びとに知らせ、接種《せっしゅ》をすすめることでした。そのためには、除《じょ》痘館《とうかん》の仕事を幕府《ばくふ》や奉行所《ぶぎょうしょ》から公認《こうにん》してもらう必要がありましたが、いくら願いを出しても認《みと》めてもらえませんでした。

しかし、やがて洪庵《こうあん》らの努力がようやくみのります。除痘館《じょとうかん》は、ついに幕府《ばくふ》に公認《こうにん》されました。安政《あんせい》五年（一八五八）、除痘館創立《じょとうかんそうりつ》十年目のことでした。幕府《ばくふ》による公認《こうにん》は全国で初めてであっただけに、洪庵《こうあん》らの喜びは大変なものでした。これによって除痘館《じょとうかん》の活動は充実し、二年後には、それまでの古手町の建物から尼崎町に移転・拡張しました。このとき洪庵《こうあん》が感激《かんげき》し、心をこめて「除痘館《じょとうかん》記録」という創立《そうりつ》以来のあゆみを書き記したことは有名です。

ただ、このように大阪で適塾《てきじゅく》や除痘館《じょとうかん》を推《お》しすすめた洪庵《こうあん》も、文久《ぶんきゅう》二年（一八六二）には、幕府《ばくふ》にまねかれて江戸におもむき、奥医師《おくいし》、また西洋医学所頭取《とうどり》となりましたが、翌年《よくねん》なくなりました。

しかし、洪庵《こうあん》が心をこめて推《お》しすすめた西洋医学や蘭学《らんがく》を研究する適塾《てきじゅく》の活動、あるいは牛痘種痘《ぎゅうとうしゅとう》を広める除痘館《じょとうかん》の仕事は、絶《た》えることなく引きつがれていきました。洪庵《こうあん》は大阪を離《はな》れるにあたって四女、八千代《やちよ》の夫、緒方拙斎《おがたせっさい》にそのすべてを委《ゆだ》ねてきていたからです。その後除痘館《じょとうかん》は、激しく揺《ゆ》れ動く幕末《ばくまつ》という時代にあっても活動を続け、慶応《けいおう》三年（一八六七）には幕府直属《ばくふちょくぞく》の公館（種痘《しゅとう》公館、公儀御場所《こうぎごばしょ》）となりました。明治維新《めいじいしん》以後も、その流れは引きつがれていきました。洪庵《こうあん》の精神《せいしん》は死後も生き続けたといえるでしょう。

幕末《ばくまつ》の日本にもたらされた牛痘種痘法《ぎゅうとうしゅとうほう》を用いて、天然痘《てんねんとう》の災《わざわ》いから人びとを救う活動をすすめ、西日本中心の地域《ちいき》に広くそれを広めた洪庵《こうあん》の活動は、日本の牛痘種痘《ぎゅうとうしゅとう》の普及《ふきゅう》を考えるうえで、きわめて大きな役割《やくわり》を果たしているのです。

（淺井允晶《あさいのぶあき》）

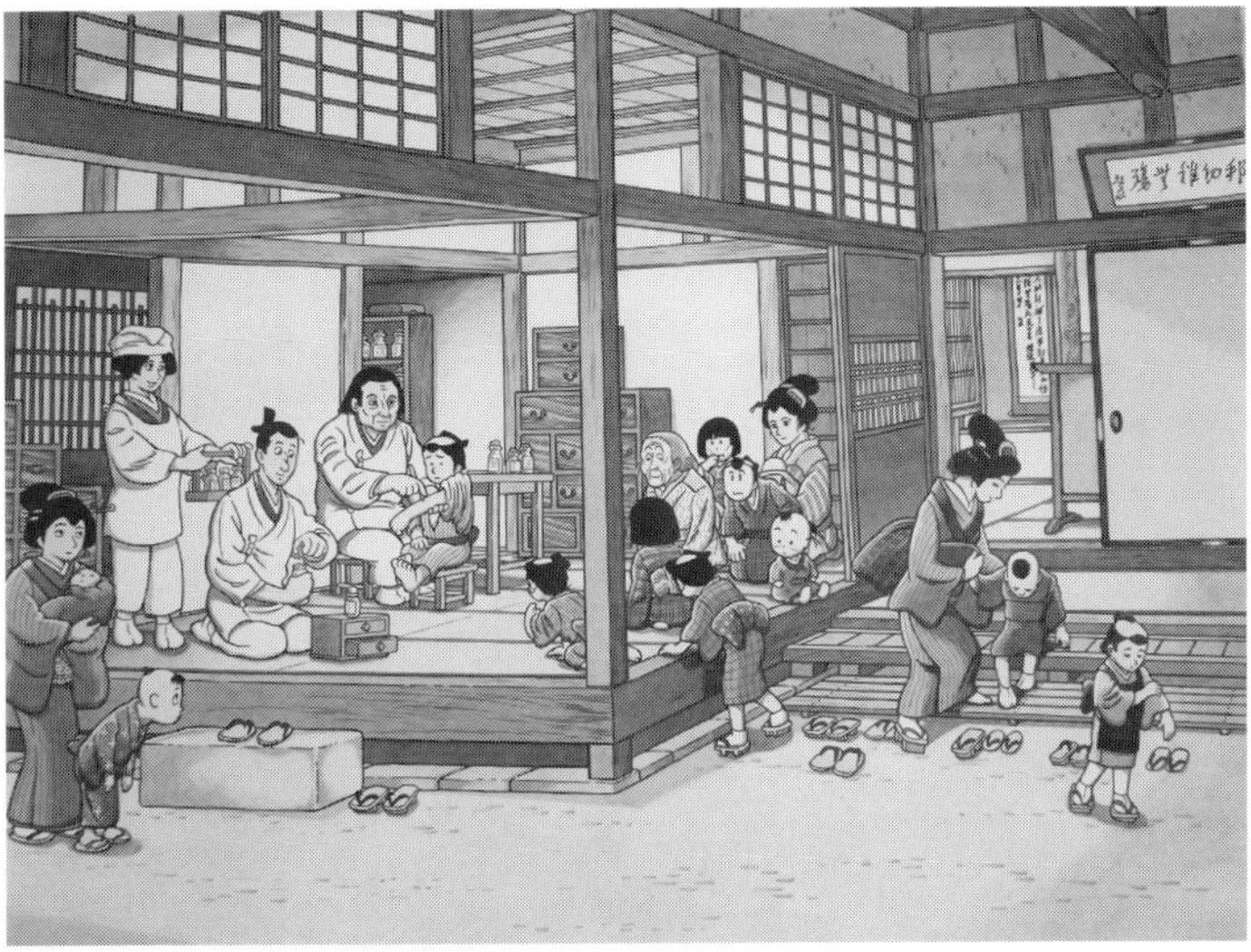

大阪除痘館《おおさかじょとうかん》の種痘場《しゅとうば》風景

ここに紹介《しょうかい》する図は、大阪の除痘館《じょとうかん》の種《しゅ》痘場《とうば》風景をえがいたものです。診察《しんさつ》部屋の奥で小児の腕《うで》に接種《せっしゅ》しているのが緒方洪《おがたこう》庵《あん》、それを手伝う助手や弟子、接種《せっしゅ》の順番を待つ親子の姿《すがた》などが、温かい筆さばきでえがきだされています。

種痘《しゅとう》というのは牛痘種痘《ぎゅうとうしゅとう》のことで、イギリスのエドワード・ジェンナーが一七九六年に開発し、世界中に普及《ふきゅう》した天然痘《てんねんとう》の安全な予防《よぼう》法です。日本にこの牛痘種痘法《ぎゅうとうしゅとうほう》で用いる痘苗《とうびょう》（ワクチン）が伝わったのは、幕末《ばくまつ》の嘉永《かえい》二年（一八四九）、ほどなく大阪で適塾《てきじゅく》を開いていた緒方洪庵《おがたこうあん》のもとへも牛《ぎゅう》痘苗《とうびょう》（ワクチン）はもたらされました。大阪の除痘館《じょとうかん》は、洪庵《こうあん》らが種痘普及《しゅとうふきゅう》を進めた拠点《きょてん》でした。この除痘館《じょとうかん》の活動が、日本に種痘《しゅとう》を広める基盤《きばん》を築《きず》いたことは有名です。種痘場《しゅとうば》風景から当時のようすをくみとることができるでしょう。

この図は緒方洪庵記念財団《おがたこうあんきねんざいだん》の依頼《いらい》で手塚《てづか》プロダクションが制作したものですが、もとになったのは手塚治虫《てづかおさむ》氏の漫画《まんが》『陽だまりの樹《き》』にえがかれた場面でした。手塚治虫《てづかおさむ》氏といえば、「鉄腕《てつわん》アトム」や「ジャングル大帝《たいてい》」、「リボンの騎士《きし》」などの生みの親として知られ、日本の新しいアニメの世界を切りひらいた漫画《まんが》家です。その治虫《おさむ》氏が『陽だまりの樹《き》』という作品を書きあげたのには理由がありました。それは漫画《まんが》の題材でとりあげた手塚良庵《てづかりょうあん》（良仙光亨《りょうせんみつあき》）という人物が治虫《おさむ》氏の曽祖《そう》父、つまり祖父の父にあたっているからです。

手塚良庵《てづかりょうあん》は、常陸府中藩《ひたちふちゅうはん》（現在《げんざい》の茨城県石岡市《いしおか》）の藩医手塚良仙《はんいてづかりょうせん》（光照《みつてる》）の長男で、福澤諭吉《ふくざわゆきち》におくれること半年、安政《あんせい》二年（一八五五）の秋に適塾《てきじゅく》に入門して蘭方《らんぽう》（西洋）医学を学び、のち江戸で牛痘種痘《ぎゅうとうしゅとう》の拠点《きょてん》となったお玉ケ池種痘所《たまがいけしゅとうじょ》の開設に力をつくしたことで知られる人でした。このため、適塾《てきじゅく》で洪庵《こうあん》に学んだ良庵《りょうあん》が種痘《しゅとう》にくわしかったことから、『陽だまりの樹《き》』に大阪除痘館《じょとうかん》の活動の様子をえがく場面も誕生《たんじょう》したと思われます。手塚治虫《てづかおさむ》氏は、大阪帝国大学附属《ていこくだいがくふぞく》医学専門《せんもん》部で医学を学んだ医師《いし》でしたが、こうしたゆかりも作品の制作と結びついていると思われます。そこで、天然痘《てんねんとう》と闘《たたか》う除痘館《じょとうかん》活動の様子を一画面にまとめ、わかりやすく表わしたのが、この種痘場風景《しゅとうばふうけい》です。いわば除痘館《じょとうかん》記念資料室版《ばん》のオリジナルといえるでしょう。

右上の額に記された「闔邦幼稚無殤」の文字は、洪庵《こうあん》と親しかった漢学者の広瀬旭荘《ひろせきょくそう》の種痘《しゅとう》活動をたたえる詩の一部です。「こうほうのようちに、わかじになし」と読み、種痘《しゅとう》の広がりで、わが国の子どもたちが天然痘《てんねんとう》の犠牲《ぎせい》にならなくなるという意味を表すものです。種痘《しゅとう》の接種《せっしゅ》をすすめる除痘館《じょとうかん》の診察《しんさつ》場所にふさわしい雰囲気《ふんいき》をくみとっていただけると思います。

天然痘《てんねんとう》と闘《たたか》う緒方洪庵《おがたこうあん》ら蘭方医《らんぽうい》たちの活動は、明治《めいじ》政府にも引きつがれ、天然痘《てんねんとう》の災《わざわ》いもしだいに少なくなっていきました。こうしたとりくみは世界中に広まり、一九八〇年（昭和《しょうわ》五五）には世界保健機関《せかいほけんきかん》（ＷＨＯ）が天然痘根絶宣言《てんねんとうこんぜつせんげん》を出すまでになりました。手塚治虫《てづかおさむ》氏の『陽だまりの樹《き》』にもえがかれた除痘館《じょとうかん》の活動は、かつて人々を苦しめた天然痘《てんねんとう》のわざわいを乗り越《こ》えた、人間の歴史のひかり輝《かがや》く一面として、いつまでも人々の胸に記憶されることでしょう。

（川上《かわかみ》　潤《じゅん》）

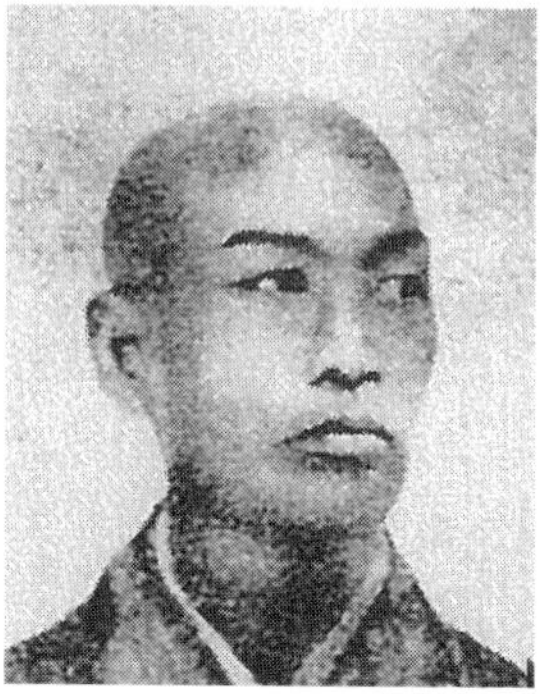

桑田立斎《くわたりゅうさい》〈一八一一～一八六八〉

桑田《くわた》立斎《りゅうさい》の牛痘種痘《ぎゅうとうしゅとう》への功績《こうせき》は、幕末《ばくまつ》に子どもを中心に多くの人びとへ牛痘種痘《ぎゅうとうしゅとう》を実施《じっし》したことと、幕府《ばくふ》の命《めい》によって、安政《あんせい》四年（一八五七）に蝦夷地《えぞち》（北海道）へ行って牛痘種痘《ぎゅうとうしゅとう》を行い、幕府《ばくふ》が牛痘種痘《ぎゅうとうしゅとう》を公認《こうにん》するきっかけをつくったことでしょう。

桑田立斎《くわたりゅうさい》は文化《ぶんか》八年（一八一一）七月十日、越後《えちご》国蒲原《かんばら》郡新発田《しばた》（現在《げんざい》の新潟県新発田《しばた》市）地蔵堂《じぞうどう》町の村松喜右衛門《むらまつきえもん》の次男として生まれました。子どもの頃《ころ》の名は五八郎《ごはちろう》、本名は和《かず》といいました。父は新発田藩溝口《しばたはんみぞぐち》家《け》の家臣だったので、次男ながら武士の子として幼少《ようしょう》の頃《ころ》から武術《ぶじゅつ》や勉学に力を入れ、『庭訓往来《ていきんおうらい》』、『論語《ろんご》』や古典文学、和歌を学び、また儒教《じゅきょう》の教えや、神仏《しんぶつ》に対する信仰《しんこう》などを身につけました。

ところで、お地蔵《じぞう》さんは子どもの守護菩薩《しゅごぼさつ》といわれていますが、母親ゆずりの子育て地蔵《じぞう》信仰《しんこう》がもとになって、立斎《りゅうさい》は医師《いし》として小児科の道に進むこととなりました。初めは何度か挫折《ざせつ》をくりかえしましたが、天保《てんぽう》八年（一八三七）、二十七歳《さい》にしてようやく江戸深川の坪井信道《つぼいしんどう》の日習堂《につしゆうどう》に入門しました。

日習堂《につしゆうどう》では信道《しんどう》から蘭方医学《らんぽういがく》を学びました。日習堂《につしゆうどう》には信道《しんどう》の著書《ちよしよ》や西洋医書も多くあり、よく学びました。また、天然痘予防《てんねんとうよぼう》のための人痘種痘法《じんとうしゆとうほう》も習得しました。

天保《てんぽう》十二年（一八四一）、信道《しんどう》の媒酌《ばいしやく》で桑田玄真《くわたげんしん》の養子になり、同時に膳所藩士《ぜぜはんし》東宇兵衛《あずまうへえ》の娘《むすめ》、綱《つな》と結婚しました。この頃《ころ》、立斎《りゆうさい》は開業したとみられます。昔は「家」が大事にされましたので、跡取りがなくなると、養子をむかえました。これはその一例です。

立斎《りゆうさい》は自宅診療《しんりよう》とともに、武家屋敷や商家にも往診《おうしん》に出かけました。一方で、川に身投げした人を助けたり、困った人に手を差しのべました。子どもが好きで、他人の子でも育てたいと思っていました。そのため、天然痘《てんねんとう》の流行に対処《たいしよ》しようと、早くから人痘種痘《じんとうしゆとう》を行って子どもを救っていました。ほかにも、親のない子など乳幼児《にゆうようじ》の保護《ほご》のために、済幼院設立《さいよういんせつりつ》の願い書を幕府《ばくふ》に提出《ていしゆつ》したり、『愛育茶譚《あいいくさたん》』をはじめ、多数の育児書やその引きふだ（広告）を出版《しゆつぱん》したりしています。

嘉永《かえい》二年（一八四九）、ジェンナーが五十年前に発見した天然痘予防《てんねんとうよぼう》法である牛痘種痘《ぎゆうとうしゆとう》のワクチン（牛痘苗《ぎゆうとうびよう》）が長崎にもたらされました。立斎《りゆうさい》は同年十一月に江戸の伊東玄朴《いとうげんぼく》からワクチンを分け与えてもらいました。立斎《りゆうさい》らは人痘種痘法《じんとうしゆとうほう》をすでに行っていましたから、比較的容易《ひかくてきようい》に牛痘種痘《ぎゅうとうしゅとう》を進めることができました。

日々の種痘《しゅとう》の中で、痘苗《とうびょう》の保存《ほぞん》に失敗して、数カ月で種痘《しゅとう》ができなくなる医師《いし》も多くいました。そのため、立斎《りゅうさい》はなくなるまで、その保存《ほぞん》にかなりのお金をつぎこみ、大阪除痘館《じょとうかん》など団体が行っていたことを、たった一人で全力をつくして続けました。

また、あたらしく種痘《しゅとう》を始めたり、種痘《しゅとう》を継続《けいぞく》させるために、分苗《ぶんびょう》（ワクチンを分け与えること）も心よく行いました。同時に、牛痘種痘《ぎゅうとうしゅとう》の啓発《けいはつ》（良さを広く知らせること）にもとりくみ、種痘《しゅとう》引きふだを数多く印刷・配布したり、『牛痘発蒙《ぎゅうとうはつもう》』などの関係図書を出版《しゅっぱん》しました。

こうして、立斎《りゅうさい》のもとには、蘭方医学《らんぽういがく》とともに牛痘種痘法《ぎゅうとうしゅとうほう》を学ぶため、多くの人びとが入門しました。館林《たてばやし》の長澤理玄《ながさわりげん》もその一人で、学んだ後は郷里《きょうり》に戻《もど》って開業し、種痘《しゅとう》を行いました。

安政《あんせい》四年（一八五七）、開拓《かいたく》中の蝦夷地《えぞち》において天然痘《てんねんとう》が流行すると、多数のアイヌ人が天然痘《てんねんとう》で死亡《しぼう》し、残った人も山へ逃げこみました。幕府《ばくふ》はこの状況《じょうきょう》を改善《かいぜん》するため、正式にはまだ認《みと》めていなかった牛痘種痘法《ぎゅうとうしゅとうほう》を行うことにし、桑田立斎《くわたりゅうさい》と深瀬洋春《ふかせようしゅん》の種痘医《しゅとうい》二人が選ばれました。立斎《りゅうさい》は東蝦夷地《ひがしえぞち》を、深瀬《ふかせ》は西蝦夷地《にしえぞち》を分担《ぶんたん》して受けもちました。

さらに立斎《りゅうさい》は門人の井上元長《いのうえもとなが》・西村文石《にしむらぶんせき》・秋山玄潭《あきやまげんたん》と分担《ぶんたん》して、函館《はこだて》から大沼《おおぬま》・鷲ノ《さぎの》木《き》・長万部《おしやまんべ》・室蘭《むろらん》・襟裳岬《えりもみさき》・根室《ねむろ》・国後島《くなしりとう》を中心に巡回《じゅんかい》し、六月~九月の三カ月間に、五千百五十人もの人々に種痘《しゅとう》を行いました。さらに、井上《いのうえ》は翌々年《よくよく》の安政《あんせい》六年(一八五九)まで残って、当初は種痘《しゅとう》を嫌がった人を再《ふたた》び説得したり、まだ種痘《しゅとう》の行われていない択捉《えとろふ》・知床《しれとこ》・斜里《しゃり》などを広く巡回《じゅんかい》し、八千二百八十九人に種痘《しゅとう》を行いました。

当時、アイヌの人口は、文政《ぶんせい》五年(一八二二)に二万四千人あまりであったのが、安政《あんせい》元年(一八五四)には一万八千人ほどにまでにへっていました。減少のおもな原因《げんいん》は天然《てんねん》痘《とう》などの感染症《かんせんしょう》によるもので、天然痘《てんねんとう》で村がまるごと全滅《ぜんめつ》してしまった記録もあるほどです。それに対して、今回の種痘《しゅとう》を行った人数はのべ一万三千四百三十九人にのぼります。人数は不明ながら、深瀬洋春《ふかせようしゅん》も翌年《よくねん》まで宗谷《そうや》などを巡回《じゅんかい》しており、その数を加えると、アイヌ人への種痘率《しゅとうりつ》はゆうに八十パーセントは超《こ》え、当初の目的はじゅうぶん達成したといえるでしょう。

晩年《ばんねん》の立斎《りゅうさい》は、十万人達成を目標に種痘《しゅとう》を続けていましたが、慶応《けいおう》三年(一八六七)六月、中風《ちゅうふう》で半身不随《はんしんふずい》になり、翌年《よくねん》七月二十七日、種痘針《しゅとうしん》を持ったまま倒《たお》れ、そのまま息を引き取りました。享年《きょうねん》五十八歳《さい》でした。立斎《りゅうさい》が種痘《しゅとう》を行った人数は七万人までに達していました。
立斎《りゅうさい》の遺志《いし》を実質的《じっしつてき》についだのは、お玉ヶ池《たまがいけ》種痘所《しゅとうじょ》の出資者《しゅっししゃ》の一人、大野松斎《おおのしょうさい》です。松斎《しょうさい》は秋田の人で、新宮涼庭《しんぐうりょうてい》や坪井信道《つぼいしんどう》に学び、浅草《あさくさ》に住んで二十三万人に種痘《しゅとう》したと伝えられています。幕末維新《ばくまついしん》のさい、医学所頭取《とうどり》の松本良順《まつもとりょうじゅん》から痘苗《とうびょう》保存《ほぞん》を依頼《いらい》されたというエピソードを持つ松斎《しょうさい》は、関東のさまざまな場所で痘苗《とうびょう》をうえつぎました。そのおかげで、東京は明治《めいじ》に入っても痘苗《とうびょう》に困らなかったといいます。

（古西義麿《こにしよしまろ》）

年表

●時代を代表したはやり病　13世紀／らい病　14世紀／ペスト　16世紀／梅毒　17～18世紀／天然痘・発疹チフス　19世紀／コレラ・結核　20世紀／インフルエンザ

西暦	年号（日本）	国	できごと（太字はジェンナーに関するもの、かっこ内はその年のジェンナーの推定年齢）
五五〇	（飛鳥時代）	インド	天然痘接種法が行われる
一〇一四	（平安時代）	中国	宋の王旦、イランかインドから学び天然痘を接種
一六五三	承応　二年	日本	中国の天然痘接種法が日本に伝わる
一七二一	享保　六年	イギリス	モンタギュー夫人、トルコ式天然痘接種法をイギリスに紹介
一七四四	延享　一年	日本	中国の李仁山来日、人痘種痘法を伝える
一七四九	寛延　二年	イギリス	**ジェンナー誕生（五月一七日）**
一七六一～七〇	宝暦一一年	イギリス	**ラドロウ先生に医学を学ぶ（一二歳）**
一七六八～七一	明和　五年	イギリス	クック船長第一回探検航海
一七七〇	七年	イギリス	**ロンドンに医学修業、J・ハンター先生の住みこみの弟子になる。クック船長の第一回探検航海の博物標本の整理（二一歳）**
		イギリス	イギリスはこの頃より産業革命期に入る
一七七三	安永　二年	イギリス	**故郷バークレイで外科医を開業（二四歳）**
一七七四	三年	イギリス	ベンジャミン・ジェスティ、家族に牛痘種痘
		日本	前野良沢・杉田玄白・中川淳庵『解体新書』を出版
一七七九	八年	イギリス	クック船長、ハワイで戦死
一七八五	天明　五年	イギリス	**現ジェンナー博物館となる家を買う（三六歳）**
一七八八	八年	イギリス	**カッコウの論文を提出。妻キャサリンと結婚（三九歳）**
一七八九	寛政　一年	アメリカ	ワシントン、アメリカ大統領となる
		フランス	フランス大革命おこる

		イギリス	長男エドワードらに小痘瘡接種（ジェンナーの実験①、四〇歳）
一七九二	四年	イギリス	セント・アンドルーズ大学より医学博士号（四三歳）
一七九四	六年	日本	秋月藩、緒方春朔、江戸で鼻からふきこむ天然痘接種法に成功
一七九五	七年	日本	秋月藩、緒方春朔『種痘必順弁』刊行
一七九六	八年	イギリス	五月一四日乳しぼりの女の手にできた牛痘のうみを、フィップス少年に接種。痘疱の治癒後、二回天然痘を接種してもつかないことを確認（ジェンナーの実験②、四六歳）
一七九八	一〇年	イギリス	三月一六日牛の牛痘のうみを直接少年に接種してつくること、治癒後天然痘接種に抵抗することを確認（ジェンナーの実験③）。最初の論文を自費出版（四七歳）
一八〇一	享和　一年	イギリス	天然痘根絶を予言（五二歳）
一八〇二	二年	イギリス	イギリス議会が一万ポンドの賞金を授与（五三歳）
一八〇三	三年	イギリス	種痘を正しく普及させるためのジェンナー協会がロンドンに設立される。会長はジェンナー（五四歳）
一八〇四	文化　一年	フランス	ナポレオン、皇帝に即位
		イギリス	ナポレオンより勲章授与（五五歳）
一八〇七	四年	イギリス	イギリス議会が二万ポンドの賞金を授与（五八歳）
一八一〇	七年	イギリス	長男エドワードが死去（六一歳）
一八一三	一〇年	イギリス	オックスフォード大学より名誉医学博士号（六四歳）
一八一五	一二年	イギリス	妻キャサリン死去（六六歳）
		日本	杉田玄白、『蘭学事始』出版
一八二三	文政　六年	イギリス	一月二六日ジェンナー死去（七三歳）
		日本	シーボルト来日
一八三〇	文政一三年	日本	大村藩、古田山に種痘所をもうけ、長与俊達によるトルコ式天然痘接種法実施
一八三八	天保　九年	日本	緒方洪庵、大阪に「適塾」を開く
一八四八	嘉永　一年	日本	オランダ商館医師、モーニケ来日
一八四九	二年	日本	長崎で初めての種痘が成功
一八五七	安政　四年	日本	桑田立斎ら、幕命により北海道でアイヌの人びとに種痘を行う

一八五八	五年	日本	四月、緒方洪庵らの開いた大阪除痘館、官許となる
			五月、江戸、神田・お玉ケ池に種痘所が設けられる（東京大学の前身）
一八六〇	万延　一年	日本	桜田門外の変。江戸、神田・お玉ケ池種痘所、官許となる
一八六一〜六五	文久　一年	アメリカ	南北戦争
一八六八	明治　一年	日本	明治維新
一八七三	六年	日本	国内で牛痘苗生産開始
一八七六	九年	ドイツ	コッホ、炭そ菌を発見（最初の病原細菌の発見）
		日本	天然痘予防規則制定
一八八〇	一三年		パストゥール、ニワトリコレラワクチン、炭そワクチン開発
一八八一	一四年	フランス	パストゥール、狂犬病予防ワクチンの試用に成功
一八八二	一五年	フランス	コッホ、結核菌を発見
一八八三	一六年	フランス	コッホ、コレラ菌を発見
		ドイツ	クレブスら、ジフテリア菌を発見
一八八四	一七年	ドイツ	ニコライエル、破傷風菌を発見
一八八五	一八年	フランス	パストゥール、狂犬病ワクチンを開発
		ドイツ	エシェリッヒ、大腸菌を発見
一八八五〜八七		日本	天然痘大流行、死者三万二千人
一八八九	二二年	日本	北里柴三郎、破傷風菌の純粋培養に成功
一八九〇	二三年	ドイツ	北里柴三郎とベーリング、破傷風とジフテリアの抗毒素を発見
一八九二	二五年	ロシア	イワノフスキー、タバコモザイク病の病原因子が細菌ろか器を通過することを見出し、毒素と考えた
		ドイツ	ファイフェル、インフルエンザ菌を発見
一八九二〜九四		日本	天然痘大流行、死者二万四千人
一八九四	二七年	フランス	イェルサン、ペスト菌を発見
		日本	日清戦争始まる

一八九六	二九年		**ジェンナー種痘百年祭**
		ドイツ	コレ、コレラ死菌ワクチン開発
一八九六〜九七		日本	天然痘大流行、死者一万六千人
一八九八	三一年	日本	志賀潔、赤痢菌発見
		オランダ	バイエリンク、タバコモザイク病の病原因子が細菌ろか器を通過することと共に、感染性のあることを見出し、生きた感染性の液体と考えた
		ドイツ	レフレルとフロッシュ、牛の口蹄疫の原因因子が細菌ろか器を通過することを見出し、微小な生物（ろか性病原体）と考えた
一九〇一	三四年	アメリカ	リードとキャロル、人の黄熱の病原因子がろか性病原体であることを証明した
一九〇四	三七年	日本	日露戦争始まる
一九〇六	三九年	ドイツ	バッシェン、牛痘ウイルスのウイルス粒子を顕微鏡で観察
一九一一	四四年	アメリカ	ラウス、ニワトリの肉腫がろか性病原体によりおこることを示した
一九一四	大正 三年	日本	第一次世界大戦に参戦
一九二一	一〇年	フランス	カルメットとゲラン、ＢＣＧ（弱毒牛型結核菌）を用いる結核予防ワクチンを開発
一九二三	一二年	フランス	ラモン、ジフテリアトキソイドワクチンを開発
		デンマーク	マドセン、百日咳ワクチンを開発
一九二九	昭和 四年	イギリス	フレミング、最初の抗生物質ペニシリンを発見
一九三〇	五年	フランス	ラモン、破傷風トキソイドワクチンを開発
一九三五	一〇年	アメリカ	スタンレー、タバコモザイク病ウイルスの結晶化に成功
一九三七	一二年	アメリカ	タイラー、黄熱ワクチンを開発
一九三九	一四年	ドイツ	ルスカ、電子顕微鏡によりウイルス粒子を観察
一九四一	一六年	日本	第二次世界大戦に突入
一九四三	一八年	アメリカ	フランシスら、インフルエンザワクチンを開発
		アメリカ	ワックスマン、抗生物質ストレプトマイシンを発見
一九四五	二〇年		第二次世界大戦、終結

一九四六	二一年	日本	天然痘大流行、患者一万八千人、死者三千人
一九五三	二八年	アメリカ	ソーク、ポリオ不活化ワクチンを開発
一九五四	二九年	日本	北岡ら、日本脳炎ワクチンを開発。長野と小島、インターフェロンの発見
一九五五	三〇年	日本	日本での天然痘患者、最後の一人発生
一九五七	三二年	アメリカ	セービン、ポリオ生ワクチンを開発
一九五八	三三年		WHOによる世界天然痘根絶計画の可決
一九六〇	三五年	米・日・ソ連	エンダースら、奥野ら、スモロディンチェフら、麻疹生ワクチンを開発
一九六六	四一年	アメリカ	ヒルマンら、おたふく風邪生ワクチンを開発
一九六七	四二年		WHOによる世界天然痘根絶一〇カ年計画、開始
一九六九	四四年	アメリカ	プロトキンら、風疹生ワクチンを開発
一九七〇	四五年	日本	種痘による副作用救済制度発足
一九七三	四八年	アメリカ	ウィクトールら、狂犬病組織培養不活化ワクチンを開発
一九七六	五一年	日本	種痘制度停止
一九七七	五二年	ソマリア	世界で最後の自然感染天然痘患者が発生
一九八〇	五五年		WHOによる世界天然痘根絶宣言
一九八一	五六年	アメリカ	アダモビッツら、B型肝炎ワクチン（血漿製剤）を開発
		日本	佐藤ら、百日咳菌体成分ワクチンを開発
一九八三	五八年	米・日	ヴァレンゼラら、宮之原ら、B型肝炎ワクチン（酵母を用いる遺伝子組み換え製剤）を開発
一九八四	五九年	日本	高橋ら、水痘生ワクチンを開発
一九八六	六一年	アメリカ	プロヴォストら、A型肝炎不活化ワクチンを開発
一九九六	平成 八年		**ジェンナー種痘二百年祭**

○ 添川正夫訳：エドワード・ジェンナー　牛痘についてのその後の観察．近代出版．東京、1981
○ 梅田敏郎：Jennerの種痘法の発見をめぐって．医学史研究、8：454-456、1963
○ 梅田敏郎解説・翻訳：エドワード・ジェンナー牛痘の原因および作用に関する研究第1版．講談社．東京、1983
○ Underwood EA and Campbel AMG：Edward Jenner The Man and His Work, 1949
○ 山崎修道司会：座談会　ジェンナーの種痘発明から200年感染症制圧の歩み―過去・現在・未来―．感染症．148号、1996
○ 蟻田功：天然痘根絶　ターゲット・0．毎日新聞社、1979
○ 蟻田功：地球上から天然痘が消えた日―国際医療協力の勝利―．あすなろ書房、1991

《復刊版　追加参考文献》

○ 伊東 栄：伊東玄朴伝．元文社、八潮書店復刊、1916
○ 笠原健一：種痘と白翁．私家版、1924
○ 山崎 佐：日本疫史及防疫史．克誠堂、1931
○ 古賀十二郎：長崎洋学史（下巻）．長崎文献社、1966
○ 浅井允晶：米原雲海 ジェンナー像．心（平凡社）、30-9、1977
○ 京都府医師会編：京都の医学史．思文閣出版、1980
○ 桑田忠親：或る蘭方医の生涯．中央公論社、1982（のち中公文庫『蘭方医桑田立斎の生涯』として改題・再版）
○ 加藤四郎：エドワード・ジェンナー．内藤記念科学振興財団、1983
○ 福井市史編纂委員会編：福井市史　資料編9〈近世七〉．福井市、1994
○ 二宮陸雄：天然痘に挑む―種痘医北城諒斎―．平河出版社、1997
○ 二宮陸雄：桑田立斎先生．桑田立斎先生顕彰会、1998
○ 桑田立斎：立斎年表．日本医史学雑誌45巻、1999
○ 米田該典：緒方洪庵のくすり箱．大阪大学出版会、2001
○ 古西義麿：緒方洪庵と大坂の除痘館．東方出版、2002
○ ヴォルフガング・ミヒェル、鳥井裕美子、河嶌眞人共編：九州の蘭学―越境と交流―．思文閣出版、2009
○ 田﨑哲郎：牛痘種痘法の普及―ヨーロッパからアジア・日本へ―．岩田書院、2012
○ 青木歳幸：江戸時代の医学―名医たちの300年―．吉川弘文館、2012
○ 深瀬泰旦：伊東玄朴とお玉ヶ池種痘所．出門堂、2012
○ 深瀬泰旦：わが国はじめての牛痘種痘―楢林宗建―．出門堂、2012
○ アン・ジャネッタ著．廣川和花、木曽明子訳：種痘伝来―日本の〈開国〉と知の国際ネットワーク―．岩波書店、2013
○ 緒方洪庵記念財団・除痘館記念資料室編：緒方洪庵没後150周年記念・大阪の除痘館〈改訂・増補、第2版〉．緒方洪庵記念財団・除痘館記念資料室、2013
○ 青木歳幸：伊東玄朴（佐賀偉人伝13）．佐賀県立佐賀城本丸歴史館、2014
○ 緒方洪庵記念財団・除痘館記念資料室編：緒方洪庵の「除痘館記録」を読み解く．思文閣出版、2015
○ 梅溪 昇：緒方洪庵（人物叢書）．吉川弘文館、2016

《参考文献》

○ 青木允夫、古田恵子編集解説、加藤四郎監修：天然痘ゼロへの道―ジェンナーより未来のワクチンへ―．エーザイ（株)、1983

○ 蟻田功：WHOの天然痘根絶事業．臨床とウイルス、24（1）：19-29、1996

○ 小川鼎三：医学の歴史．中公新書39、1964

○ Baron J：The Life of Edward Jenner, M.D. Henry Colburn 1838

○ Baxby D：Edward Jenner, William Woodville, and the Origins of Vaccinia Virus. J History Med All Scie, 34(2)：134-162, 1979

○ Baxby D：Vaccination Jenner's Legacy The Jenner Educational Trust, 1994

○ British Medical Journal：Jenner Centenary Number, 1896

○ Fenner F, Henderson DA, Arita I, Jezek Z, Landyi ID：Smallpox and its Eradication. World Health Organization. Geneva, 1988

○ 藤野恒三郎監修：緒方洪庵と適塾．適塾記念会、1980

○ 藤井尚治編著、小川鼎三校閲：世界医学年表．科学新聞社、1980

○ Jenner E：An inquiry into the causes and effects of the Variolae Vaccinae, a disease discovered in some of the western counties of England, particularly Gloucestershire, and known by the name of the Cow Pox,1798

○ Jenner E：Further observations on the Variolae Vaccinae or Cow Pox, 1799

○ Jenner E：A continuation of facts and observations relative to the variolae vaccinae, 1800

○ Jenner E：The origin of the vaccine inoculation, 1801

○ 加藤四郎：エドワード・ジェンナーの種痘実験をめぐる謎．適塾、12：85-96、1979

○ 加藤四郎：わが国におけるJennerのわが子牛痘接種物語りの由来について．日本医史学雑誌、26（1）：1-10、1980

○ 加藤四郎:Jennerのわが子豚痘接種物語りの史実について．日本医史学雑誌、26（2）：77-91、1980

○ 加藤四郎、石井道子：欧米のJenner伝記に記載されている「Jennerのわが子豚痘接種物語」の原点、Hicks医師による英国Gloucester州医師会の記録について．感染・炎症・免疫、26（4）：70～88、1996

○ 加藤四郎：モンテベルデ作　エドワード・ジェンナー大理石像への遠い道．適塾、14：17-26、1982

○ 加藤四郎：エドワード・ジェンナーをめぐる謎1～4．けんさ、18（1）：3-12、18（2）：44-51、18（3）：28-37、18（4）：35-45、1988

○ 加藤四郎：ジェンナーの故郷を訪ねて——牛痘種痘法発明200年（1996年）記念を控えて——．感染・炎症・免疫、24（1）：44-51、1994

○ 加藤四郎：現代ウイルス学より見たEDWARD JENNERの牛痘種痘法に関する論文の意義．臨床とウイルス、24（1）：3-18、1996

○ 北村敬：痘瘡ワクチン改良の努力．臨床とウイルス、24（1）：41-47、1996

○ 木村三生夫、堺 春美：わが国における種痘．臨床とウイルス、24（1）：30-40、1996

○ 木村三生夫、平山宗弘、堺 春美編著：予防接種の手引き〈第7版〉．近代出版、1995

○ 高橋理明：ワクチン今昔物語．共立出版、1980

○ 中村圭吾："ジェンナー教材"のわい曲と誤解．教科書物語．ノーベル書房．東京、1970、pp.1-44

○ 長野泰一、佐伯 潔訳編:エドワード・ジェンナー種痘法の発見．第1版．第日本出版．東京、1944

○ 臨床とウイルス、24（1）．種痘をめぐって、1996

《資料一覧》注：「WHO 提供」は、蟻田功氏提供分を含む。

［口絵］ジェンナーの大理石像…パラッゾ・ビアンコ美術館蔵

ジェンナーのランセット…㈶ウエルカム・トラスト提供

種痘をモチーフにした絵画／世界の天然痘守護神／ジェンナーの論文と予言の文章／エチオピアのポスター／各国のワクチン／二叉針を使っての接種…WHO提供

ジェンナーの家／バークレイ近郊／ジェンナー博物館の入り口／バークレイ教会のベルタワー／バークレイ教会のステンドグラスと祭壇／バークレイ教会と墓地／桑田立斎蝦夷種痘図…加藤四郎提供

種痘をすすめる引きふだ…中村光夫氏蔵

種痘施包帯図…本間玄調『内科秘録』巻14

大阪除痘館の種痘場風景…㈱手塚プロダクション提供

近年のワクチンの製造風景／種痘用具・ランセット／牛から痘苗をつくる過程…㈶阪大微生物病研究会提供

「天然痘根絶」記念切手と初日カバー…緒方洪庵記念財団蔵

［第一部扉］

［扉］　ボード作：フィップス少年に最初の牛痘種痘を試みている絵画…㈶ウエルカム・トラスト提供

［1］　天然痘予防ワクチン…WHO 提供

［2］　エジプト王朝ラムセス五世のミイラ／天然痘患者…WHO提供

［3］　ジェンナー博物館の案内板…加藤四郎提供

［4］　ジェンナーの牛痘種痘法に関する最初の出版物／ジェンナーの最初の論文／セアラの痘疱のさし絵／イギリスの戯画／種痘の聖堂／尋常小学校教科書…加藤四郎提供

ブラッサムの絵…ジェンナー博物館蔵・加藤四郎撮影

［5］　ジェンナー晩年の肖像…㈶ウエルカム・トラスト提供

ジェンナー一家の墓碑／フィップス少年に贈った家…加藤四郎提供

［6］　種痘をすすめる引きふだ…中村光夫氏蔵

大阪除痘館発行の種痘医免許証…個人蔵

取苗図・伝苗図・種苗図…廣瀬元恭『新訂痘種奇法』

［7］　最後の天然痘患者／世界天然痘根絶宣言書…WHO提供

［8］　天然痘ウイルス…WHO提供

［9］　ギニアの天然痘根絶記念切手…WHO 提供

［ジェンナー像をめぐる旅］

①③④…加藤四郎撮影

②…㈶ウエルカム・トラスト提供

⑤…東京藝術大学大学美術館蔵

⑥…川田忠良氏旧蔵

⑦…パラッゾ・ビアンコ美術館蔵

［第二部］

楢林宗建…藤浪剛一『医家先哲肖像集』(国立国会図書館デジタルコレクション)より転載

伊東玄朴…伊東栄『伊東玄朴伝』より転載

笠原良策…鈴木三郎『日本種痘はじめ』(国立国会図書館デジタルコレクション)より転載

緒方洪庵…個人蔵

桑田立斎…二宮陸雄『桑田立斎先生』より転載

大阪除痘館の種痘場風景(手塚治虫『陽だまりの樹』より)…㈱手塚プロダクション提供

復刊・あとがき

五年ほど前のことです。一カ月ごとに開かれる緒方洪庵記念財団・除痘館記念資料室の専門委員会が終わりに近づいた頃、専門委員の一人であった加藤四郎先生が、いつもながらの穏やかな口調で、新たな話題を切りだされました。その内容は、かつて加藤先生が菜根出版から一九九七年（平成九）に刊行された、『ジェンナーの贈り物―天然痘から人類を守った人―』の復刊についてのものでした。この本は、牛痘種痘法による天然痘の予防ワクチンを開発したイギリスのエドワード・ジェンナーについての伝記や偉業、またその後のワクチンの開発や意義に関して、予防医学を重視する立場から解き明かされたものですが、その後出版社が解散し、もっと多くの皆さんに読んでいただきたいという先生の思いは、かなえられずに終わっていました。そこで、ワクチン開発の立役者であるジェンナーの名前さえ忘れられてきている現在、その歴史的な役割やワクチンの意義などについて、いま一度世に問い、できるだけ多くの人々に理解していただきたい、との思いを熱く語られたのでした。

古くから人類に多くの災いをおよぼし、最も恐れられていた天然痘は、ジェンナーが開発した牛痘種痘法という予防ワクチンが普及したおかげで、国連の世界保健機関（WHO）が一九八〇年（昭和五五）に世界天然痘根絶宣言を発するまでに至り、今では地上から姿を消しています。しかし反面、これによってその予防接種から人々が解放されたため、長いあいだ種痘の接種を通じて天然痘と闘ってきた人間の歴史は次第に忘れられ、ジェンナーの名前さえ忘れ去られてきています。

でも、考えてみると、私たちが今つかっているワクチンという言葉は、もともとラテン語のワッカ vacca（牝牛）に由来するものです。ジェンナーはこの言葉から牛痘種痘の材料にワクチン vaccine という名前をつけました。その後予防ワクチンの研究を受け継いだフランスのパストゥールが、予防接種の材料をワクチンと呼ぶことを国際学会で提案し、以来その名前が用いられてきています。すべてのワクチンの始まりは牛痘種痘法だったのです。

このため、これを生み出したジェンナーや天然痘との闘い、またワクチンの開発やその意味などが忘れ去られていくのは、ウイルス学の権威であり、ジェンナー研究の第一人者として知られる加藤先生にとって、耐えられないことだったのでしょう。しかも、この本を復刊することは、幕末の日本にあってジェンナー開発による牛痘種痘法を促進し、普及に心血をそそいだ緒方洪庵と除痘館の活動のありかたを調査・研究する、除痘館記念資料室の専門委員会としても、放置できない課題でした。これにより委員会では、この復刊を除痘館記念資料室の事業の一つとし、除痘館記念資料室撰集の一冊として新たに出版することとしました。

しかし、『ジェンナーの贈り物』は、すでにこの時点でも十五年を経過しており、内容表現の中には修正を必要とする部分もあります。そこで、加藤先生が必要な部分に加筆・修正、こんにちに適合するように改めることとなりました。そして、この機会に、従来先生が口にしておられた『ジェンナーの贈り物』にある「日本での天然痘対策」の項目の内容を拡大し、充実させる点をも、同時に進めることとなりました。

ところが、その後、加藤先生は体調をくずされ、病との闘いの中で入退院をくりかえされるようになりました。そこで、先生の負担をへらすべく、検討がかさねられました。その結果、加藤先生のご意向に沿って、書籍全体を二部構成とし、従来の『ジェンナーの贈り物』の部分を第一部、「日本での天然痘対策」の拡大・増幅分は第二部として、新たに「幕末日本の蘭方医たち—天然痘との闘い—」という部分を追加・構成することになりました。

第二部の執筆は、専門委員が分担することになった次第です。これによって、全体構成は、よそおい新たに加藤四郎先生編著のかたちで再編されることとなりましたが、先生の思いはすべて盛りこまれただけに、笑顔が再び戻ったように見受けられました。

そのせいか、以後情熱はおとろえることなく、筆をはこんでおられた矢先、昨年の九月四日の委員会出席を最後に病床に伏され、九月十八日、逝去されるに至りました。専門委員会一同、無念の思いをかみしめています。

今はただ、専門委員会においても先生の思いに報い、ワクチン開発や予防医学の世界を切りひらいた、ジェンナーと牛痘種痘法の意味あいを後世に伝える努力の必要性を改めて再認識し、再確認している次第です。

なお、本書の第一部、復刊の部分については、こんにちの内容に適合するように加藤先生が加筆・修正を進められましたが、その途上で逝去されたため、以後の仕事は専門委員会で引きついでいます。内容に関して読者に疑問が生じるとすれば、すべての責は専門委員会に帰します。一言申し添えておきたいと思います。

本書の出版にあたっては、加藤純子氏と蟻田功氏にご厚情を賜り、またＷＨＯ、ジェンナー博物館、㈶ウエルカム・トラスト、パラッツゾ・ビアンコ美術館、㈶阪大微生物病研究会、東京藝術大学大学美術館、内藤記念くすり博物館、㈱手塚プロダクションなどの関係諸機関、川田忠良、中村光夫、津田隆彰の各氏など多くの方々から多大のご協力をいただきました。とりわけ㈱創元社の加藤康雄、山口泰生、小野紗也香、あるいは猪口教行、奥野昌代、川上晋作などの各氏には、温かいご理解とご支援をいただきました。また㈱創元社社長、矢部敬一氏には、出版にさいしてひとかたならぬご理解をいただきました。記して厚く御礼申し上げる次第です。

平成二十八年八月

緒方洪庵記念財団・除痘館記念資料室専門委員会　淺井允晶

《執筆者の紹介》

編著

加藤四郎（かとう・しろう）

1925 年、大連生まれ。大阪大学医学部卒業、医学博士。アメリカ、スタンフォード大学医学部客員研究員、大阪大学教授、大阪大学微生物研究所所長などを経て、大阪大学名誉教授。日本ウイルス学会会長、日本癌学会功労会員、日本ウイルス学会名誉会員、大阪大学適塾記念センター・アドバイザリーボード、緒方洪庵記念財団・除痘館記念資料室専門委員などのほか、㈱住友化学工業顧問、㈱住友製薬顧問などを歴任した。高松宮妃癌研究基金学術賞を受賞している。2015 年病没。

緒方高志（おがた・たかし）

1954 年、兵庫県生まれ。兵庫医科大学卒業。現在、クリニック・おがた院長。大阪大学適塾記念センター・アドバイザリーボード、緒方洪庵記念財団・理事長。

米田該典（よねだ・かいすけ）

1943 年、兵庫県生まれ。大阪大学大学院薬学研究科博士課程中退。薬学博士。現在、大阪大学医学部医学史料室、緒方洪庵記念財団・除痘館記念資料室専門委員。

古西義麿（こにし・よしまろ）

1935 年、兵庫県生まれ。関西大学文学部卒業。文学博士。現在、橋本まちかど博物館長、緒方洪庵記念財団・除痘館記念資料室専門委員。

淺井允晶（あさい・のぶあき）

1941 年、大阪府生まれ。関西大学大学院文学研究科修士課程日本史学専攻修了。文学博士。現在、堺女子短期大学名誉教授、緒方洪庵記念財団・除痘館記念資料室専門委員。

川上潤（かわかみ・じゅん）

1957 年、熊本県生まれ。桃山学院大学卒業。現在、緒方洪庵記念財団・専務理事・事務長、緒方洪庵記念財団・除痘館記念資料室学芸員。

小児《しょうに》を救《すく》った種痘学入門《しゅとうがくにゅうもん》―ジェンナーの贈《おく》り物《もの》
緒方洪庵記念財団・除痘館記念資料室撰集

2016年8月20日　第1版第1刷　発行

編著者　加藤四郎
発行者　矢部敬一
発行所　株式会社 創元社
http://www.sogensha.co.jp/
本　社　〒541-0047 大阪市中央区淡路町4-3-6
Tel. 06-6231-9010(代) Fax. 06-6233-3111
東京支店　〒162-0825 東京都新宿区神楽坂4-3 煉瓦塔ビル
Tel. 03-3269-1051

装　丁　山田英春
組　版　中原航

印刷所　株式会社 太洋社

ISBN978-4-422-20240-2 C1023